# DE L'HÉMORRHAGIE

PRODUITE

## PAR L'INSERTION DU PLACENTA

SUR LE SEGMENT INFÉRIEUR ET LE COL DE L'UTÉRUS.

# DE

# L'HÉMORRHAGIE

PRODUITE

## PAR L'INSERTION DU PLACENTA

SUR

## LE SEGMENT INFÉRIEUR ET LE COL DE L'UTÉRUS,

### Par Benjamin DUNAL,

DOCTEUR EN MÉDECINE, CHIRURGIEN CHEF INTERNE DES HOPITAUX,
CHIRURGIEN-CHEF INTERNE DE L'HOPITAL-GÉNÉRAL, DU DÉPOT DE POLICE ET DE LA
CLINIQUE D'ACCOUCHEMENTS (CONCOURS 1852), VICE-PRÉSIDENT DE LA SOCIÉTÉ
MÉDICALE D'ÉMULATION, ANCIEN ÉLÈVE DE L'ÉCOLE PRATIQUE D'ANATOMIE ET
D'OPÉRATIONS CHIRURGICALES (CONCOURS 1849), DÉLÉGUÉ DE LA FACULTÉ DE
MÉDECINE ET DU PRÉFET DE L'HÉRAULT A L'ÉPIDÉMIE DE CHOLÉRA EN 1849
(MÉDAILLE D'ARGENT), A L'ÉPIDÉMIE DE SUETTE EN 1851 (TROUSSE D'HONNEUR
DÉCERNÉE PAR LA COMMUNE DE CAZOULS-L'HÉRAULT), HONORÉ D'UNE DEUXIÈME
MÉDAILLE D'ARGENT POUR LE CHOLÉRA DE 1854 (HOPITAL-GÉNÉRAL), PROFESSEUR
PARTICULIER D'ACCOUCHEMENTS, ETC., ETC.

> L'excellence de l'art de l'accoucheur consiste
> à sauver deux individus à la fois. (LEVRET.)

MONTPELLIER

J. MARTEL AINÉ, IMPRIMEUR DE LA FACULTÉ DE MÉDECINE
rue Canabasserie 2, près la Préfecture.

1855

*A la mémoire chérie de mon Père*
*et de mon Frère aîné!!!*

## A MA BONNE MÈRE.

## A MON FRÈRE.

## A TOUS LES MIENS.

### A MES AMIS.

B. DUNAL.

# A la mémoire

## des Professeurs SERRE et RECH,

Mes premiers Maîtres !


## A *mon Oncle* Félix DUNAL,

Chevalier de la Légion-d'Honneur, Doyen et Professeur de botanique à la Faculté des sciences, Membre correspondant de l'Institut, etc.


## A Monsieur R. BROUSSONNET,

Chevalier de la Légion-d'Honneur, Médecin en chef de l'Hôpital-général, Professeur-agrégé libre de la Faculté de médecine, Médecin des épidémies, etc.


B. DUNAL.

## AVANT-PROPOS.

Le choix de ma Thèse n'a point été simplement le résultat d'une prédilection particulière pour l'étude des
accouchements, mais un peu l'œuvre du hasard et des
circonstances. Occupé spécialement pendant mes quatre
années d'internat à l'Hôpital-Général de la pratique et de
l'enseignement de cette partie des sciences médicales,
j'avais le projet d'entreprendre des recherches sur un de
ces vastes problèmes qui témoignent en faveur des progrès que fait chaque jour l'art obstétrical. J'avais déjà
commencé ce travail et en rassemblais les matériaux,
lorsqu'un incident imprévu me mit, à deux fois et à deux
époques assez rapprochées, en face d'un de ces terribles
cas où l'accoucheur est obligé de disputer pied à pied et
bien rarement, il faut le dire, avec succès, la vie et l'existence de deux êtres également chers.

Vivement ému par ce spectacle, je me mis à parcourir

les travaux relatifs aux terribles accidents qu'il m'avait été donné de voir, et ne tardai pas à me convaincre que je ne m'étais point exagéré la gravité de l'hémorrhagie due à l'insertion vicieuse du placenta, en la considérant comme une des complications les plus fâcheuses qui puissent survenir pendant la grossesse ou le travail de l'accouchement.

Frappé des résultats opposés auxquels étaient arrivés certains auteurs, des contradictions flagrantes qui se présentaient dans certains autres, de la confusion qui régnait encore sur quelques points de ce phénomène pathologique, je résolus, abandonnant mon premier projet, de prendre ce sujet pour titre de ma Dissertation inaugurale.

Loin de moi cependant la prétention de faire disparaître les difficultés de résoudre le problème ! C'est à une expérience plus grande, à une plume plus habile que doit être réservé cet honneur.... Mon but a été seulement de rassembler les nombreux matériaux épars dans la science au sujet de cette hémorrhagie, de les étudier d'une manière plus complète qu'on ne l'a fait jusqu'ici, et de répondre par un travail consciencieux à la dernière épreuve universitaire pour le doctorat.

Mon Travail a été divisé en cinq parties.

Après quelques pages consacrées à de laborieuses recherches historiques, j'ai entrepris, dans un premier chapitre, de résumer les différentes théories émises sur les causes de l'insertion vicieuse du placenta, et de substituer

à toutes ces hypothèses une explication qui m'a semblé
en rapport plus direct avec les progrès de la science.

L'étude des rapports qui existent entre le placenta et
l'utérus, et du développement particulier de chacun de ces
organes, m'a amené, dans un second chapitre, à étudier
le mécanisme de l'hémorrhagie qui en est la conséquence.

Un troisième chapitre a été consacré à l'étude rapide
des phénomènes variables par lesquels elle se manifeste,
de la marche qu'elle peut suivre, des terminaisons qu'elle
peut offrir, alors que, dans un quatrième, je me suis ef-
forcé d'établir les moyens propres à la reconnaître et ceux
sur lesquels on peut fonder des prévisions futures.

Le cinquième et dernier chapitre, naturellement le plus
long, a été consacré au traitement..... J'ai tâché de faire
ressortir tout ce que les progrès de la science ont apporté
d'amélioration dans cette partie de mon sujet, et suis
arrivé à me demander si dans quelques cas l'accoucheur
ne serait pas autorisé, même alors que le danger n'est pas
actuel, à provoquer l'accouchement prématuré dans l'intérêt de la mère et de l'enfant.

Ces divisions de mon Travail posées, et avant d'entrer
en matière, qu'il me soit permis de remercier toûs mes
Maîtres de la bienveillante sollicitude dont ils m'ont en-
touré, et en particulier mes chefs de service MM. Dumas,
Broussonnet et Courty, et de la confiance dont ils ont bien
voulu m'honorer.

Je ne saurais exprimer trop vivement ma gratitude à MM. les Membres de la Commission administrative des hospices, pour la bienveillante affection qu'ils m'ont toujours témoignée et pour les faveurs qu'ils m'ont accordées.

Que M. le docteur M.-A. Ménard veuille bien recevoir aussi, en même temps que ce témoignage public de mon affection pour lui et les siens, mes remercîments pour ses bontés et pour la manière dont il a guidé mes premiers pas dans la carrière médicale pendant le choléra de 1849!

Que MM. Jacquemet et Serra reçoivent aussi l'expression de ma reconnaissance pour les observations qu'ils ont bien voulu me communiquer ou me procurer!

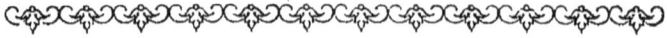

# DE L'HÉMORRHAGIE

## PRODUITE

## PAR L'INSERTION DU PLACENTA

### SUR LE SEGMENT INFÉRIEUR ET LE COL DE L'UTÉRUS.

## Historique.

Complètement inconnue aux anciens, révélée par l'observation aux accoucheurs du moyen-âge et regardée alors comme le résultat de la chute du placenta sur le segment inférieur de l'utérus, l'insertion anormale de cet organe vasculaire n'a été réellement bien connue qu'à une époque plus avancée et cependant moins rapprochée de nos jours que n'ont voulu l'établir quelques auteurs modernes.

Signalée aussi dès les temps les plus reculés, mais confondue avec les autres pertes de sang, l'hémorrhagie n'a réellement été étudiée comme

phénomène particulier, spécial, et à ce double
titre au point de vue de sa production fatale, de
son mécanisme, de sa cause, que depuis les travaux
des accoucheurs du xviie siècle, surtout ceux de
Levret, quoique ses dangers et ses conséquences
fâcheuses n'eussent point échappé aux auteurs du
siècle précédent.

Examinons donc les diverses opinions émises
à ce sujet, et tâchons de combler les lacunes que
laisse dans tous nos auteurs modernes cette partie
de l'étude de l'hémorrhagie due à l'insertion du
placenta sur le col.

En 1575, A. Paré signale la sortie du placenta
avant l'enfant comme un signe infaillible de la mort
de ce dernier, et cite une observation à l'appui de
cette assertion [1]. Plus loin, le même auteur, énu-
mérant les difficultés qui peuvent résulter de cette
présentation vicieuse, s'exprime ainsi : « La diffi-
»culté d'enfanter provient par l'air froid ou quand
»l'arrière-faix vient le premier, lequel est appelé
»*filius ante patrem*, qui est chose très-dange-
»reuse....... Semblablement, quand l'arrière-faix
»se sépare ou départ trop subit du centre de la
»matrice, il se fait une grande effusion de sang [2]. »

D'après ces deux passages, la présence du placenta à l'orifice du col utérin, le décollement de

---

[1] A. Paré, Livre de la génération, ch. xxxi, éd. Malgaigne.
[2] *Ibid.*, chap. xxxvi.

cet organe étaient connus comme autant de causes
de mort de l'enfant ou de perte utérine ; mais on
ne saurait en inférer, comme l'ont fait quelques
auteurs, que **A.** Paré connaissait l'insertion du
placenta sur le col.

Les traités d'accouchements postérieurs au res-
taurateur de l'art obstétrical ne sont pas plus ex-
plicites.

Louise Bourgeois[1] (1609), à propos des diverses
présentations de l'enfant, signale comme une des
plus défectueuses celle où « l'enfant, se présentant
»au travers du corps de la mère, présente le côté
»et l'arrière-faix devant » ; mais rien à propos de
l'hémorrhagie qui accompagne cette présentation,
quoiqu'elle consacre tout le Ve chapitre aux pertes
de sang, contre lesquelles elle a eu long-temps
d'ailleurs la gloire d'avoir préconisé le moyen par
excellence selon les anciens accoucheurs : je veux
parler de l'accouchement forcé.

Le véritable inventeur ou plutôt le promoteur
de cette opération obstétricale, J. Guillemeau (1649),
appelle l'attention du jeune chirurgien sur les cas
de flux de sang survenant pendant l'accouchement.
A ce propos, « le chirurgien doit considérer si
»c'est l'enfant ou si c'est l'arrière-faix qui s'avance
»le premier, car le plus souvent c'est l'arrière-faix

[1] Observ. div. sur la stérilité, perte de fruits, etc., 1609,
chap. vii, p. 38, 39.

»qui tombe au col de la matrice et le bouche de
»telle sorte que l'enfant avec les eaux ne se peut
»présenter. » Après avoir donné quelques-uns des
moyens de reconnaître cette présentation vicieuse,
et signalé les efforts de la nature pour s'en débar-
rasser promptement et la nécessité pour l'accoucheur d'imiter la nature, Guillemeau conseille la
pratique suivante, pratique qui résume d'une
manière on ne peut plus remarquable les moyens
préconisés aujourd'hui par la science moderne :
« Si tout le corps d'iceluy ( du placenta ) est au
»milieu de l'ouverture et qu'il ne puisse facilement
»être détourné, le chirurgien le fendra en deux de
»ses doigts afin de donner passage à la main pour
»aller chercher l'enfant, car le voulant détourner
»par violence, il apporterait trop de douleur et
»d'incommodité........ S'il n'est du tout situé au
»milieu, il le fera détourner le plus dextrement
»qu'il pourra, et puis ira chercher les pieds......
»Enfin, si peu avancé, il sera remis et poussé dili-
»gemment en amenant la tête au couronnement :
»si la tête ne peut être amenée, allez chercher les
»pieds ;....... si l'arrière-faix est fort sorti, joint
»à ce que l'enfant le suit de près, il faudra tirer
»tout l'arrière-faix, lequel tiré et sorti sera mis à
»côté sur le boyau qui est adhérent à iceluy [1]. »

[1] OEuvres de chirurgie, 1649. L'h. accouchem., liv. II,
chap. xi, xiii et xv.

Que Guillemeau eût reconnu que le placenta était non point tombé, mais inséré sur le col, que l'hémorrhagie était due réellement à la désagrégation de ces deux organes, et ses deux chapitres seraient certainement un traité complet sur la matière !!

Ce n'est plus seulement par des conseils, mais par des observations nombreuses que Mauriceau [1] (1668-1739) signale les inconvénients de la présentation de l'arrière-faix et les dangers de l'hémorrhagie qui l'accompagne. D'après les faits cités par cet illustre accoucheur, la perte de sang est d'autant plus funeste qu'elle est le résultat de la déchirure des vaisseaux qui font communiquer la mère et l'enfant, déchirure opérée par le décollement du placenta qui, une fois complètement détaché, est venu tomber sur l'orifice utérin. Les causes de ce décollement et de cette chute sont la brièveté congéniale du cordon, ou bien celle accidentellement produite par l'entortillement de ce lien autour du cou de l'enfant. Sa thérapeutique n'est autre que celle de Guillemeau, et est résumée, ainsi que son opinion, dans l'aphorisme suivant : « L'arrière-faix qui se présente le premier

---

[1] Traité des maladies des femmes grosses et de celles qui sont accouchées, 1721, 6e édit., chap. x et xxi, obs. 8, 55, 59, 68, 77, 92, 106, 130, 170, 175, 198, 210, 225, 261, 423, 428, 446, 454, 474, 502, 585, 607, 624, 650, 651.

»devant l'enfant, cause toujours une excessive
»perte de sang à la mère et très-souvent la mort
»aussi bien qu'à son enfant, si on n'y remédie au
»plus tôt par l'accouchement [1].»

Mauriceau indique l'hémorrhagie et l'attribue
au décollement du placenta situé au fond de l'organe : il était réservé à un accoucheur français du
même siècle, à Paul Portal, de faire faire ce nouveau pas à la science, et de signaler la véritable
cause de l'hémorrhagie, le véritable siége de l'insertion placentaire. Portal, en 1685, publie un
petit recueil d'observations malheureusement peu
connu, observations parmi lesquelles six ont trait
à des hémorrhagies utérines ayant nécessité l'accouchement. Dans ces six cas, l'arrière-faix se
présentait « et bouchait l'orifice de la matrice de
tous les côtés avec adhérence en toutes ses parties »
(*obs.* 29).... Il est difficile, ce nous semble, de
mieux désigner l'insertion ; mais l'auteur que
nous citons ne s'arrête point là, et étudie le mécanisme et le traitement de l'hémorrhagie consécutive. « L'anneau interne ouvert, je sentis
»le placenta qui environnait en dedans l'orifice
»interne, ce qui était la cause de la perte, parce
»que lorsque l'ouverture de cet anneau se faisait,
»le placenta qui se trouvait contigu à cet orifice à

[1] Aphor. 52.

»cause de la contiguité qu'il a avec la matrice à
»l'endroit où il est adhérent, cet orifice venant à
»s'ouvrir, il se divise, et en même temps les veines
»venant à se diviser, cela fait que le sang de la
»malade se perd en abondance, et si elle n'est
»promptement secourue, elle meurt bientôt. »
C'est donc par la dilatation de l'orifice interne que
se produira le décollement du placenta et l'écoulement du sang, mécanisme qui sera plus tard
reproduit et même établi par Levret, adopté par
tous les accoucheurs, et qui cependant ne saurait
rendre raison de tous les phénomènes que nous
aurons à étudier. Portal conseille ensuite de chercher à décoller le placenta par une méthode encore
en pratique de nos jours, et que nous n'omettrons
point de signaler lorsque nous parlerons du traitement. L'auteur ajoute que, outre les six cas mentionnés, il avait eu occasion en 1683 d'en constater
cinq autres [1].

Mais le livre de Portal, comme nous l'avons
déjà dit, eut bien peu de retentissement : Mauriceau ne le signale pas dans ses éditions posté-
rieures, Viardel [2] (1671-1748) n'en fait point
mention, Peu [3] (1694) garde le même silence.

___

[1] Portal, Pratique des accouchements soutenue d'un grand
nombre d'observations, obs. 2, 29, 39, 41, 51, 69, 79.

[2] Observat. sur la prat. des accouch., 1748, p. 89.

[3] La prat. des accouch., 1694, chap. xv.

Ces deux derniers auteurs citent cependant des cas
où l'arrière-faix se présente le premier au passage,
et l'occupe de manière à ce qu'on soit obligé de
l'extraire ou de le repousser ; mais cette présentation, d'après les idées reçues, leur paraît due à
la chute de l'organe sur l'orifice utérin.

Il nous faut arriver au xvii^e siècle pour trouver d'autres traces d'indications sur l'insertion
du placenta sur le segment inférieur et le col de
l'utérus.

Gottlieb Schacher, professeur d'accouchements
à Leipsick, décrit en 1709 dans les plus grands
détails l'observation d'une femme morte d'hémorrhagie à la fin de sa grossesse. A l'autopsie, le
placenta fut trouvé greffé sur le col et bouchant
l'orifice ; les membranes étaient sans déchirure
aucune, et pourtant intimement unies à la surface interne de l'utérus[1]. Mais ce fait très-probant,
comme ceux mentionnés par Portal, devait passer
inaperçu, et lorsque Amand (1713), appelé
auprès d'une femme en travail d'enfant atteinte
d'hémorrhagie depuis douze jours, apprend de la
sage-femme à laquelle il demandait où en était le
travail, *que tout était bouché et qu'elle n'en pouvait
rien dire de certain*, il se contente de pratiquer le
toucher et de reconnaître que c'était le placenta

---

[1] *Disputatio de placentæ uterinæ morbis ;* Collect. de thèses
de Haller, T. II, N° 136.

qui se présentait, sans chercher à pousser plus loin ses investigations [1].

De même qu'Amand, Dionis, en 1721, admet le détachement de l'arrière-faix dans les cas de présentation de cette partie de l'œuf [2]. Rejetant les causes invoquées par Mauriceau, cet auteur admet que le détachement du placenta peut, doit arriver à toutes les époques de la grossesse, sans qu'il soit nécessaire de rechercher un prétendu entortillement du cordon. Sa pratique est la même que celle des auteurs précédents, la même que celle de quelques-uns qui vont suivre.

Lamotte (1721), dans son excellent traité [3], source inépuisable des observations les plus intéressantes, les plus instructives, ne s'explique point d'une manière plus nette sur l'anomalie d'insertion qui nous occupe. Il parle cependant fort longuement en plusieurs endroits de la perte de sang, conseille de décoller le placenta dans un endroit de sa circonférence au lieu de le percer dans son milieu, comme on l'a conseillé, et cite les cas où il a eu occasion d'observer le placenta expulsé avant l'enfant.

---

[1] Amand, Nouv. obser. sur la prat. des accouch., obs. 20.

[2] Dionis, Traité général des accouch., 1721, chap. XIII, XVII, XXIV.

[3] Lamotte, Traité complet des accouchements, etc., 1721, chap. XV, obs. 232, 233.

Les faits d'insertion reconnue sur l'orifice du col, sur le segment inférieur de l'utérus, deviennent cependant de plus en plus nombreux. En 1722, Petit, d'après MM. Dorlet et Engerran, avait communiqué à l'Académie des sciences [1] le fait suivant : « Une femme qui était à terme d'accoucher, » ayant été inutilement trois jours en travail avec » une perte de sang considérable, mourut, et on » l'ouvrit pour découvrir ce qui l'avait empêchée » d'accoucher. On trouva que le placenta, qui doit » être attaché au fond de la matrice, l'était au » contraire à l'orifice interne et le bouchait exac- » tement, excepté dans un endroit où il n'était » pas collé, et c'était par là que s'écoulait le sang » des pertes. »

Certes, il est difficile de trouver un fait plus concluant, plus explicite. Quelques auteurs cependant persistent encore ; mais arrive l'époque où tous ces faits épars de la science vont être rassemblés et expliqués. En 1730, Ehrard Brunner fait de l'insertion du placenta sur l'orifice interne de l'utérus le sujet d'une thèse remarquable qu'il soutint devant l'ancienne Université de Strasbourg. Après avoir établi par des preuves tirées de l'examen anatomique et du raisonnement que le placenta peut s'insérer sur tous les points de l'utérus,

---

[1] Hist. de l'Acad. royale des sciences, année 1723.

l'auteur cite des faits appartenant à **Slewogtius** et à **Schacher**, un autre tiré de sa pratique et ayant pour objet une jeune négresse chez laquelle le délivre, adhérent à la partie antérieure de l'utérus, s'étendait jusqu'à l'orifice ; enfin, deux observations tirées de la pratique de son père. Il indique ensuite le placenta adhérent à l'orifice dans tout le pourtour de cet anneau, distingue les signes fournis par cette insertion soit pendant la grossesse, soit pendant l'accouchement ; puis, arrivant au pronostic, qu'il considère généralement comme fâcheux pour l'enfant, il conseille comme traitement la pratique de **Fried**, son maître, c'est-à-dire l'accouchement artificiel par le décollement du placenta sur le côté du col où il est moins adhérent, la rupture des membranes et la version de l'enfant, pratique rationnelle et usitée de nos jours lorsqu'il s'agit d'insertion plus ou moins complète sur le col utérin [1].

Après ce travail, dont nous avons tenu à donner une analyse aussi exacte qu'abrégée, soit parce qu'il est à peine connu par les auteurs qui se sont occupés de la question, soit parce qu'il a été mal analysé par le petit nombre de ceux qui en ont parlé, mentionnons l'ouvrage de **Giffard**, publié

---

[1] *Dissertatio inauguralis de partu præternaturali ob situm placentæ super orificium internum uteri,* DCCXXX. Collect. thes. Argent., B. 15.

en Angleterre en 1730 ou 1734 , recueil assez complet d'observations où , sur 225 cas propres à l'auteur, on en trouve plusieurs qui se rapportent à l'insertion du placenta sur l'orifice [1]. L'accoucheur anglais, selon un de ses compatriotes, Rigby [2], aurait méconnu cette insertion et aurait signalé dans les hémorrhagies le placenta *plongé* sur l'orifice de l'utérus, tandis que MM. Cazeaux et Jacquemier lui attribuent tout l'honneur de la découverte, et que, d'après le premier de ces Messieurs [3], il s'exprime de la manière suivante : « Je ne peux »accepter comme toujours vraie l'opinion de tous »les auteurs qui disent que le placenta est toujours »inséré sur le fond de l'utérus; car, dans ce cas »comme dans beaucoup d'autres, j'ai toute raison » de penser qu'il adhérait sur l'orifice interne ou »tout auprès, et qu'en se dilatant celui-ci oc-»casionna la séparation du délivre et par suite »l'hémorrhagie. »

Quoi qu'il en soit de toutes ces contradictions que nous ne saurions résoudre, puisque nous n'avons pu nous procurer l'ouvrage de l'auteur anglais, Giffard ne saurait être considéré comme

[1] *Cases in midwifery*, etc., *by Hody*, 1784 ( cité par M. Velpeau ).

[2] Hémorrhagies de l'utérus, trad. par Mme. Boivin, 1818, p. 18.

[3] Cazeaux ( obs 115 et 116), p. 745.

le premier qui ait découvert et décrit l'insertion du placenta, et tout l'honneur en revient à Portal et aux auteurs que nous avons cités.

Encore à la même époque (1734) et malgré les travaux cités, Deventer [1] professe l'opinion des anciens accoucheurs ; il a trouvé le placenta fort adhérent sur l'orifice et « collé si étroitement qu'on »le prendrait pour une excroissance de la partie. » Il admet que cette portion de l'œuf peut s'implanter sur tous les viscères de l'abdomen, et cependant « il ne saurait admettre le témoignage de quelques »accoucheurs, qui attestent qu'ils ont trouvé le »placenta adhérent aux côtés de la matrice assez »près de son orifice. » L'obliquité de l'utérus, l'inclinaison de son fond dans tel ou tel sens expliqueraient ces prétendues insertions latérales ou inférieures du placenta. Dans ces cas, si le placenta collé et adhérent sur l'orifice forme un obstacle à l'accouchement, Deventer donne le conseil de le déchirer avec le doigt pour donner issue aux eaux et arriver jusqu'à l'enfant. Moyen nouveau de nos jours!!

Mais cette opposition de Deventer devait tomber devant l'apparition de nouveaux faits et les lumineuses explications auxquelles il devait donner lieu. En 1753, Wessel, dans une thèse intitulée :

[1] Observ. importantes sur le manuel des accouch., 1734, chap. IX et XXXI.

*Dissertatio de partu cum hemorrhagiâ ob placentæ
orificio uteri adhærentem* [1], combat vivement l'opinion de Mauriceau, Lamotte, et surtout celle de
l'accoucheur dont nous venons de parler sur le
prétendu décollement du placenta ou sur la trop
grande obliquité utérine; il donne les signes propres à reconnaître la cause de cette hémorrhagie
*præviam*, en établit le mécanisme et croit que l'on
doit porter un pronostic différent suivant que le
placenta est inséré latéralement ou complètement
sur l'orifice. Comme Brunner, Wessel vante la
thérapeutique de Fried, insiste sur la rupture des
membranes après le décollement partiel du placenta,
et va même jusqu'à proposer une aiguille propre à
opérer cette rupture dans le cas où le doigt serait
insuffisant. Wessel rejette l'emploi des remèdes
astringents, les manœuvres conseillées par Deventer de pénétrer à travers le placenta, comme
très-dangereuses, et ne veut point accepter le procédé d'extraction vanté par Von-Hoorn [2], remis de
nos jours en honneur par M. Simpson; l'extraction
ne lui semble utile qu'autant que le délivre est
entièrement décollé et tombé dans le vagin.

Ce travail, qui résume d'une manière assez nette
la théorie et la pratique de l'insertion anormale,
semble clôturer l'époque des dissidences, et les

[1] Vol. 50 des Mélanges B.
[2] *In Tractatu.*

auteurs qui vont suivre adopteront la véritable manière de voir.

Platner (1758) s'exprime ainsi : *Reperiuntur etiam fœminæ quibus secundæ et id quod placentam vocamus ipsi ori uteri inhærescat, quæ dum illud os doloribus ampliatur, deducuntur ut ex patentioribus arteriarum osculis, vel iis etiam disruptis sanguis cum periculo profundatur......* Comme seul moyen de salut, l'auteur conseille *infantem protinus et festinanter etiam vi aliqua protrahere*[1].

Puzos (1759) blâme Deventer d'avoir soutenu avec tant d'acharnement la doctrine des anciens, et cite l'exemple de femmes qui n'ont pu accoucher parce que le placenta implanté sur l'orifice opposait un obstacle mécanique à l'accouchement, en tenant cet anneau hermétiquement clos et en empêchant sa dilatation. Après avoir cherché à prouver que cette insertion peut avoir lieu dans quelques cas, il ne donne point de règles pratiques, et engage seulement le praticien à terminer en pareil cas l'accouchement le plus vite possible[2].

Il était réservé à Levret (1750-1780) de vulgariser et de démontrer d'une manière complète cette insertion du placenta sur l'orifice du col, et d'établir d'une manière irrécusable ce fait, dont il a été considéré à tort par quelques auteurs comme

[1] Platner, Instit. de chir. rat., 1758, § 1438, p. 912.
[2] Puzos, Traité des accouch., 1759, chap. ix et xvi.

le premier observateur. Levret démontre victorieusement, contre l'opinion des anciens et surtout
contre celle de Deventer, que le placenta peut s'attacher sur tous les points de l'intérieur de la matrice, et se trouver à l'orifice sans y être tombé après
le décollement opéré sur telle ou telle autre partie.
Joignant aux faits de Portal et de Petit les faits de
M. Guyot (1749), un autre qui s'est présenté dans
sa pratique et qu'il décrit sous tous les rapports en
observateur consommé, il indique les signes propres à reconnaître cette position particulière, explique le mécanisme de l'hémorrhagie qui l'accompagne, et dissipe à jamais les doutes qui pouvaient
encore rester ou surgir à l'égard de cette insertion
vicieuse du placenta [1].

A peu près à la même époque (1751) en Angleterre, Smellie, l'émule de Levret, signale aussi
cette insertion. « On croyait assez communément
»que le placenta était attaché au fond de la matrice,
»mais ce préjugé a été détruit par des observations
»qui nous apprennent qu'il est surtout attaché sur
»les côtés, d'autres fois à sa partie postérieure ou an-
»térieure, quelquefois même jusqu'auprès de l'ori-
»fice interne du col de la matrice. » Le même auteur
cite plusieurs observations, une entre autres qui
lui a été communiquée et dans laquelle le placenta,

[1] Levret, Observ. sur les causes et les accidents de plusieurs accouch. laborieux, 1770; Suppl., p. 116 et sq.

situé à l'orifice, sortit le premier, suivi du fœtus
enveloppé de ces membranes[1]. Ce fait est des plus
convaincants, aussi ne mentionnerons-nous que
pour mémoire le doute émis sur cette prétendue
insertion par Nihell[2], et sa réfutation du système
de Levret. Malgré la peine que se donne ce pseu-
donyme pour appuyer son opposition sur les contradictions apparentes de l'ouvrage de Levret, sur
des raisons tirées de la physique, de la mécanique
et de la métaphysique naturelle, à partir de cette
époque, cette complication, une des plus fâcheuses
du travail de l'enfantement et qui le rend souvent
contre nature, est réellement bien connue et généralement admise.

Rœderer de Gœttingue (1768)[3], Leroux de
Dijon (1776)[4], cherchent à expliquer le mécanisme
de l'hémorrhagie qui résulte de cette situation
du placenta, et préconisent, l'un la version ou
le forceps, l'autre le tampon, comme moyens à
opposer à la perte de sang.

En 1775 et plus tard en 1789, Rigby[5] publia

[1] Traité de la théorie et de la pratique des accouchements,
1751, trad. par Préville, 1771, T. II, obs. 7, p. 359.

[2] *The art of midwif.*, etc., Londres 1760; traduit en français en 1785.

[3] Élém. de l'art obstétr., 1780.

[4] Observations sur les pertes de sang des femmes en
couches, 1776.

[5] Hémorrh. utér., traduit par Mme. Boivin, 1818.

son travail sur les hémorrhagies utérines , travail traduit en 1818 par Mme. Boivin, dans lequel sont contenues 43 observations d'hémorrhagie par insertion anormale. Dans la préface, l'auteur se défend d'avoir rien emprunté à la théorie et à la pratique de Levret, et se croit en droit, tout en se considérant comme le premier auteur qui ait traité complètement ce sujet, de croire à une simple coïncidence, à un simple rapport d'idées, que les dates et la connaissance qu'il avait des travaux de Levret (il l'avoue lui-même) semblent rendre douteux. Un de ses compatriotes, M. Cross, ne lui attribue pas moins tout l'honneur de cette découverte, et Ingleby a fait l'histoire des hémorrhagies utérines sans dire un mot de Levret.

Arrivons maintenant au xixᵉ siècle. Les accoucheurs des xviiᵉ et xviiiᵉ siècles ont entrevu et décrit l'insertion du placenta sur l'orifice de l'utérus, ont cherché à étudier le mode de production de l'hémorrhagie dont cette insertion s'accompagne, et ont tracé des préceptes thérapeutiques qui font encore de nos jours la base du traitement que nous aurons à proposer. Les accoucheurs de notre siècle auront à réformer quelques considérations physiologiques vicieuses, à perfectionner l'étude des phénomènes, à chercher, à fournir des signes plus propres à les reconnaître, des moyens plus doux et plus convenables à leur opposer. Les

travaux de Baudelocque, Leroy, Gardien, Mme.
Lachapelle inaugurent cette ère, dignement continuée par les ouvrages de Capuron, Maygrier,
Moreau, Jacquemier, Chailly, Cazeaux, les faits et
les observations de Dennan, Ingleby en Angleterre, Bigeski en Italie, Stark, Osiander, Busch
en Allemagne, et les cas nombreux publiés par la
presse médicale.

Le siége assigné au placenta, dans les cas d'hémorrhagie par insertion anormale, par quelques-uns
des écrits précédents, ne paraîtra point aux auteurs
modernes suffisant pour expliquer les variétés et les
différences de la perte sanguine.... Le mécanisme
sera beaucoup mieux étudié, la cause plus géné-
ralisée, le traitement moins local et partant moins
mécanique, et les cas malheureux d'insertion
vicieuse combattus avec beaucoup plus de succès
pour la mère et pour l'enfant. Mais, avant d'a-
border ce progrès de la science qui doit faire
l'objet de notre Travail, demandons-nous dans
quel cas et comment s'opère cette insertion vicieuse :
problème difficile, dont la solution heureusement
n'influe en rien sur le mode de traitement, et qui,
malgré les hypothèses les plus ingénieuses, offre
encore des difficultés que nous avons voulu essayer
de résoudre en apportant le faible contingent de
nos réflexions et de nos efforts.

## CHAPITRE PREMIER.

Nous avons déjà signalé l'erreur de différents auteurs, qui cherchaient dans un prétendu décollement de cette partie vasculaire de l'œuf la cause de sa chute ou de sa présentation favorable, et nous avons déjà vu Dionis rejetant l'entortillement congénial ou accidentel du cordon, regardé par Mauriceau comme cause efficiente de ce décollement.

Actuellement qu'il est bien acquis que dès le début, dans quelques cas particuliers, le placenta vient s'insérer à la partie inférieure de l'utérus, et souvent, par les accidents auxquels sa présence peut donner lieu, menace la vie de la mère et de l'enfant, nous devons rechercher quelles peuvent être les causes de cette fâcheuse insertion.

Ehrard Brunner [1], après avoir établi que, selon les idées de De Graaf, l'œuf est libre et mobile dans la cavité utérine, cherche à démontrer que le placenta peut se fixer sur tout autre point que sur le fond de la matrice, et que le pétiole de l'œuf peut se réfléchir sur les parois latérales, l'orifice lui-même.

---

[1] Dissert. citée, § 7.

Ce premier point, que Levret démontrera plus tard victorieusement, étant admis ; selon la variabilité de l'utérus, sa mobilité, sa situation et les mouvements divers des femmes qui ont conçu, chaque ovule changera de place et viendra se fixer par son pétiole sur tel ou tel point.

A cette première cause Brunner ajoute comme accessoire la position du fœtus.... Si cette position dépend *à vario coïtus modo*, comme tend à le prouver Scharigius, qu'y aurait-il d'étonnant à voir le placenta se ressentir de son influence dans la diversité de son insertion ?

Des deux hypothèses invoquées par Brunner, la position du fœtus, admise par un des esprits les plus distingués du monde obstétrical, le professeur Stoltz, fera l'objet d'un examen ultérieur, alors que la première sera confondue avec celle d'Osiander et réfutée par les mêmes arguments.

Stein[1] pense que c'est en vertu de son poids que l'œuf, arrivant dans la cavité de l'utérus, tombe sur son orifice comme sur la partie la plus déclive et s'y développe. « Le placenta s'attache »le plus souvent au fond de la matrice ; mais il n'y »a aucun endroit de ce viscère où il ne puisse se »fixer, sans en exempter l'orifice interne. On »comprend aisément que cette indétermination du

---

[1] L'art d'accoucher, § 359, 360.

»lieu d'attache du placenta puisse dépendre de la
»gravité spécifique de l'œuf. »

Osiander [1] admet aussi la pesanteur de l'œuf ;
mais il la regarde comme une cause secondaire ou
accessoire, ayant besoin pour son entier accomplissement de trouver des dispositions particulières dans la forme et dans la situation de l'utérus.
Après une longue dissertation sur la position ordinaire de la matrice, sur les changements qu'elle
éprouve lors de la menstruation et de la copulation, et de longues considérations sur l'embryo-
génie, il arrive à donner l'explication suivante :
par suite de l'arrivée de l'œuf, la cavité de l'utérus
acquiert un certain degré de dilatation, en vertu
duquel la partie inférieure se resserre, tandis que
le fond de la partie supérieure se trouve dilaté.
Ce phénomène, appréciable chez les primipares,
n'existe plus chez les femmes souvent enceintes
ou dont l'utérus a été relâché par de longues époques menstruelles, l'avortement, les pertes blan-
ches, des grossesses de jumeaux : chez ces dernières
l'utérus ne se resserre pas à sa partie inférieure ;
l'œuf alors, en vertu de son poids, descend dans le
large espace laissé en bas, et pousse ses racines,
soit sur l'orifice, soit auprès de lui.

[1] *Causa insertionis placentæ in uteri orificium ex novis
circà generationem humanam observationibus et hypothesibus
declarata.* Collect. de Brera, T. I, § 37, 40, 41, 42, 43, 44.

D'après Osiander, la pesanteur de l'œuf ne
pourra être invoquée que dans des circonstances
particulières, telles que celles que nous venons de
mentionner, ou bien encore celles-ci : 1° la conception opérée après un avortement, un accouchement
à terme ; 2° la trop grande obliquité de la matrice ;
3° un nouvel orgasme vénérien ; 4° enfin, la progression immédiate après la copulation. Persuadé
que le décubitus dorsal favorise l'insertion placentaire vers le fond, le latéral sur les côtés, la station ou la position assise sur l'orifice utérin, cet
auteur regarde la position sur le dos ou sur le côté,
continuée quelque temps après les rapports sexuels,
comme nécessaire à une heureuse situation de l'œuf.

Nous n'avons point à réfuter l'opinion d'Osiander sur cette prétendue dilatation et contraction
des parties supérieure et inférieure de la matrice.
De son propre aveu, c'est une hypothèse, hypothèse qui tombe devant l'observation des faits :
l'examen de la matrice dès les premiers jours de la
gestation, la formation de la membrane caduque,
l'insertion vicieuse du placenta chez les primipares, comme le constatent les observations de
Mme. Lachapelle et une foule d'autres [1].

Quant à l'influence de la position, avons-nous
besoin d'objecter que la chute de l'œuf n'a pas

[1] Prat. des accouch., T. II, p. 419, obs. 7 ; p. 427, obs. 10 ;
p. 432, obs. 11, etc.

toujours lieu immédiatement après la conception ;
que cette descente exige un certain temps , pendant
lequel la station ne peut et ne doit exercer aucune action sur sa position future ; ou bien encore,
avec M. Velpeau[1], que, quel que soit le temps
qu'on veuille accorder à ce germe pour se porter
de l'ovaire à l'utérus, il est clair qu'il trouve la
femme plus souvent debout que dans toute autre
position, et qu'alors cette insertion sur le col, au
lieu d'être rare, devrait être, au contraire, la plus
commune de toutes ?

Brunner, Stein, Osiander, dans leurs diverses
hypothèses, n'ont tenu aucun compte de la présence à peu près constante de la caduque dans l'intérieur de la cavité utérine ; s'ils avaient pu avoir
égard à cette circonstance, ils auraient vu que le
boursoufflement de la muqueuse utérine, les plis
nombreux qu'elle forme tendent à rétrécir con-
sidérablement l'intérieur de l'organe, et, en sou-
mettant l'œuf à une pression opérée par les deux
points du tissu hypertrophié, empêchent son cheminement vers telle ou telle partie..... Si cette
pesanteur spécifique était bien réelle, bien marquée, si l'œuf pouvait lutter avec avantage contre
les obstacles que nous venons de désigner, pourquoi encore une fois l'insertion ne serait-elle pas
plus fréquente et plus habituelle ?

[1] Art des accouch., T. I, p. 298.

C'est donc vers l'étude de cette disposition intime
de la caduque qu'ont dû se diriger les recherches
des embryologistes, et c'est sur le prétendu décollement de cette membrane adventive selon les
uns, le peu de résistance de cette hypertrophie de
la couche muqueuse selon les autres, les altérations pathologiques de ce tissu quelle que soit sa
nature, enfin sur l'époque de l'apparition de cette
membrane protectrice de l'œuf, que sont fondées
les théories étiologiques qu'il nous reste à examiner.

Rejetant les théories de Stein et d'Osiander,
M. Velpeau croit avoir trouvé une explication toute
naturelle du phénomène. En entrant dans la matrice, l'ovule rencontre l'ampoule anhiste ( *lisez*
la caduque) et ne peut aller plus loin sans la décoller. « Or, si l'adhérence de cette ampoule est la
»même dans toute son étendue, la vésicule suit sa
»direction primitive, glisse vers le fond de la ma-
»trice ou bien elle s'arrête en sortant du conduit
»séminal, et alors c'est à un des angles utérins que
»se fixe le placenta. Si l'adhérence est plus forte
»en haut qu'en bas, *on conçoit* que l'ovule puisse
»descendre plus ou moins près du col [1]. » Cette
hypothèse, ajoute l'auteur, est d'ailleurs confirmée
par l'observation directe : sur 34 femmes mortes
enceintes, le centre du placenta devait correspondre

[1] Velpeau, ouvr. cit., p. 298.

vingt fois à l'orifice, trois fois en avant, six fois seulement vers le fond de l'utérus : proportions énormes relativement à la rareté de l'accident !

Mais, admettant pour un instant la caduque telle que le veut M. Velpeau, c'est-à-dire bouchant les orifices utérins, nous pourrions nous demander, puisque cet auteur repousse l'influence de la pesanteur, quelle est, dans sa théorie, la cause qui pousse l'ovule vers le point où les adhérences de la caduque sont le moins serrées et détermine le cheminement de l'œuf vers l'orifice du col. Est-ce une simple force d'attraction, un agent inconnu ou bien simplement le poids ?

M. le professeur Moreau [1], tout en revendiquant cette théorie comme lui appartenant, essaie de combler la lacune que nous venons de signaler. Admettant le peu de consistance plastique de la caduque et son peu d'adhérence contre les parois utérines comme autant de prédispositions, il trouve dans la force de contraction de la trompe ou dans quelque cause accidentelle, telle qu'une commotion morale, un ébranlement physique, l'agent d'impulsion de l'ovule et du décollement de la caduque. « Si la secousse ou l'impulsion sont »plus considérables, écrit M. Moreau, ou l'adhé- »sion plus faible, l'ovule glissera de haut en bas, »entre la caduque et la paroi correspondante de

---

[1] Traité prat. des accouch., T. I, p. 360.

»l'utérus, jusqu'à ce qu'il soit arrivé sur l'orifice
»interne du col. Si le col est exactement fermé ou
»seulement oblitéré par le *gluten pellucidum* de
»Hunter, l'ovule se greffera sur cet orifice comme
»il l'aurait fait sur toute autre partie de l'organe,
»circonstance qui donne une insertion du placenta
»sur le col. »

Mais M. Moreau, tout en étant plus explicite que
M. Velpeau, n'est guère plus complet; et il est à
craindre que la force d'impulsion de la trompe
n'agisse sur l'ovule que tout autant qu'il est ren-
fermé dans ce canal ou qu'il en sort, mais que
cette force ne soit pas assez puissante pour décoller
la caduque, quelque faibles que soient ses adhérences, et arrive ainsi jusqu'au col. Les idées que
nous allons exposer sur la formation de cette couche interne, la liberté des trois orifices que nous
croyons devoir exister dans tous les cas, sont tout
autant de fins de non-recevoir que nous pourrions
facilement établir, si nous n'avions hâte d'arriver
à l'explication proposée par M. Cazeaux et en rapport avec les idées que nous professons. « Le plus
»ordinairement, dit cet auteur [1], lorsque l'œuf
»arrive dans la cavité utérine, celle-ci est plus que
»remplie par la muqueuse tuméfiée et plissée sur
»elle-même; il lui est dès-lors impossible de che-

[1] Cazeaux, Traité théorique et prat. des accouchements,
4e édit., p. 222, 223.

»miner fort avant : aussi , dans la majorité des cas ,
»se loge-t-il sur un des plis nombreux qu'elle offre
»vers le fond , et vient-il se greffer assez près de
»l'orifice de la trompe par laquelle il est arrivé.....
»Il est plus difficile de dire comment dans quelques
»cas il se trouve sur le segment inférieur de la
»matrice , à moins de supposer qu'alors la mu-
»queuse , moins tuméfiée , lui aura permis , au
»moment de son arrivée , de glisser vers le point
»le plus déclive. »

Cette hypothèse étiologique, fondée sur la pesanteur de l'œuf et sur la moindre turgescence de la
muqueuse utérine , me semble bien préférable à
l'opinion suivante que j'emprunte à Busch [1] : « la
»vicieuse implantation du placenta est due à l'acti-
»vité formatrice de l'utérus ou de l'œuf quant à
»l'endroit où elle se manifeste » , à celle publiée
par M. Buisson en 1834 [2]. D'après ce médecin, les
conditions anormales dans lesquelles peut se trouver
la caduque , l'absence même de ce produit de nouvelle formation au moment de l'arrivée de l'œuf
dans la cavité utérine , peuvent favoriser l'insertion
vicieuse. Dans ces deux cas , en effet , l'ovule, ne
rencontrant point d'obstacle ou n'en rencontrant
que d'insuffisant , obéira aux lois de la pesanteur
et se portera vers la partie la plus déclive. Comme

[1] *Lehrbuch der Gebursthunde* , etc. , 1833, p. 477 , § 789.
[2] Thès. de Paris , 1834, No 13.

cette partie déclive est l'orifice , il s'ensuivra que c'est là qu'il s'arrêtera s'il ne le traverse pour se perdre dans le vagin et se perdre à tout jamais.

Les deux faits d'anatomie pathologique sur lesquels repose l'opinion de M. Buisson , l'absence totale de la caduque , ne me semblent point assez concluants pour donner une explication rigoureuse des phénomènes ; et après avoir combattu les théories émises , théories édifiées sur le poids spécifique de l'œuf fécondé et le plus ou moins de résistance de la cavité utérine , j'arrive à l'explication que je crois devoir proposer.

1° Les recherches modernes ont suffisamment prouvé que l'œuf humain pouvait être fécondé, soit dans l'ovaire, soit dans le canal vecteur, soit enfin dans l'intérieur de l'utérus, quel que soit le point de cet organe où la rencontre du sperme ait lieu.

2° Les travaux de M. Coste[1] démontrent qu'à chaque époque menstruelle chaque évolution d'une vésicule de De Graaf est accompagnée d'une turgescence de la muqueuse utérine, qui ne s'oppose en rien au parcours de la cavité par l'œuf non fécondé et à son issue au-dehors au bout d'un certain temps.

Ces deux points établis , nous croyons pouvoir admettre que , dans les cas d'insertion du placenta

[1] Histoire générale et particulière du développement et des corps organisés, p. 211-212, 1847.

sur le segment inférieur ou le col de l'utérus, l'œuf était déjà parvenu vers cette partie de la matrice lorsque la fécondation a été opérée. L'œuf, gagnant l'orifice, était sur le point de franchir la matrice et de tomber dans le vagin : il rencontre le sperme, est fécondé,.... et, doué d'une nouvelle vie, tend à solliciter dans l'intérieur de l'organe utérin le retour ou l'augmentation de cette turgescence prête à s'éteindre : il est alors emprisonné par le boursoufflement de la muqueuse, et fixé ainsi dans la position qu'il allait abandonner.

Cette explication, passible sans doute d'objections sérieuses, nous semble cependant rendre un compte assez exact du phénomène, et pourrait servir à expliquer, suivant le point exact où l'œuf a été rencontré, suivant le mode d'expansion de ce dernier, la diversité d'insertion de cet organe vasculaire sur le segment inférieur ou le col ; diversité que nous étudierons sous les noms de *partielle*, *centrale* ou *intra-cervicale*, selon que le placenta répondra au pourtour, au centre ou dans l'intérieur du col [1].

L'étiologie que nous venons d'exposer, soit

---

[1] Nous croyons, dans l'intérêt de notre loyauté scientifique, devoir déclarer que cette hypothèse, à laquelle nous attachons d'ailleurs peu d'importance, avait été émise dans des travaux antérieurs aux nôtres. Ces travaux nous étaient inconnus lors de l'impression de notre œuvre.

d'après les auteurs , soit d'après notre opinion , ne
tend qu'à rechercher les motifs qui peuvent entraîner l'ovule, lorsqu'il arrive dans la matrice, vers
la partie inférieure de cet organe. Mais pourquoi
le placenta se développe-t-il sur cette partie de
l'ovule qui est en contact immédiat avec le col ,
plutôt que sur tout autre point de cette périphérie ?

D'après M. Stoltz[1], il y aurait un rapport constant
entre la position du placenta et le plan antérieur
du fœtus. Ce professeur admet que l'ovule arrivé
dans la matrice s'y trouve aussitôt fixé par les
adhérences qu'il contracte ; l'embryon ne tarde pas
à paraître, et dès-lors le point de la surface villeuse
de l'œuf, où par la suite doit se former le placenta ,
est irrévocablement fixé : ce point doit correspondre
à la surface antérieure de l'embryon, à l'endroit
où est situé l'ombilic. Tout dépend donc ici de
la position primitive de l'embryon : si l'ombilic
regarde exactement l'orifice interne de l'utérus,
lorsque l'œuf remplira la cavité utérine et que le
placenta se formera , l'insertion de cet organe sur
le col est inévitable.

Quelles sont les causes qui déterminent la situation de la face antérieure de l'embryon vers le col
plutôt que vers tout autre point de la surface
interne de la matrice ? Quelles sont les lois qui
démontrent que le placenta se développe irrévo-

[1] Cité par M. Godron , Thès. de Strasbourg , 1833.

cablement sur le point de l'utérus opposé à l'ombilic? Tout autant d'objections corroborées par les faits pratiques, par l'instabilité, la mobilité du fœtus dans la cavité utérine, et qui doivent faire admettre que la position de l'œuf ne saurait toujours influer sur la position du placenta. Quelques auteurs, partisans sans doute de cette théorie, regardent la présentation du tronc comme cause ou effet de l'insertion du placenta sur le col; mais il nous sera facile de démontrer un simple rapport de coïncidence lorsque nous parlerons des symptômes de cette insertion, ou plutôt de l'hémorrhagie qui en est le résultat, et d'avancer que cette anomalie existe avec toutes les présentations fœtales.

Avant d'établir l'opinion que nous avons cru devoir émettre sur le développement du placenta dans un point voisin du col de l'utérus, mentionnons une explication que nous avons trouvée dans les journaux médicaux [1]. D'après un accoucheur anglais, Carmichaël, le placenta se trouve généralement implanté vers le fond de l'utérus dans les premiers temps de la gestation, vers la partie inférieure de la paroi postérieure de cet organe dans les derniers mois; le déplacement total du placenta serait occasionné par l'expansion géné-

----

[1] Carmichaël, De la position du placenta dans la matrice : extr. du *The Dublin medical*, Gaz. des hôp., février 1839.

rale de la matrice, surtout de la paroi antérieure, qui en se développant pousse en bas et en arrière l'endroit de l'utérus où cet anneau vasculaire était primitivement implanté.

Ces remarques ingénieuses, fondées sur la forme de la rupture des membranes toujours latérale, la position des trompes de Fallope en bas et en arrière, le bruit placentaire perçu en arrière ou vers l'aine et jamais vers le fond de l'organe, pourraient, si elles étaient exactes, expliquer la formation des présentations placentaires. On conçoit effectivement que si le placenta, au lieu de s'attacher primitivement au fond, prend naissance à la paroi postérieure, la partie antérieure en se développant pousse l'attache placentaire tellement en bas et en arrière, que le bord antérieur de ce corps peut, petit à petit, s'avancer et couvrir le col de la matrice. Cependant le peu de valeur que l'on peut accorder à la forme de la rupture des membranes, malgré l'opinion de Levret soutenue par Baudelocque, la variabilité du bruit de souffle, qui n'est pas toujours en rapport avec l'insertion placentaire, l'absence de tout examen anatomique, nous semblent plus que des motifs suffisants pour rejeter cette explication, tout ingénieuse qu'elle puisse être.

Quelle sera l'opinion à laquelle nous nous arrêterons? En examinant des œufs humains dans

le premier mois et la première moitié du deuxième
et en les enlevant de la cavité dans laquelle ils
étaient renfermés, M. Coste a très-bien vu et fait
voir depuis que le fond de cette loge était toujours
tapissé par une membrane parsemée d'une mul-
titude d'anfractuosités, de lacunes irrégulières plus
ou moins grandes, dans lesquelles s'implantaient
les villosités choriales pour se mettre en communication avec l'utérus à travers cette muqueuse
épaissie et constituer le placenta. L'œuf étant fécondé sur le col ou au voisinage du col, il pourra
arriver que les villosités choriales qui occupent ses
parties supérieure et latérales (la partie inférieure
est pour nous celle qui répond au col), ne trouvant
point dans les parties de la muqueuse qui les envi-
ronnent, séparées qu'elles sont des parois utérines
par un espace plus ou moins considérable, les matériaux de nutrition et d'entretien nécessaires à
leur développement, s'atrophient et disparaissent.
Les villosités, au contraire, qui répondent au point
où l'œuf a été fixé, à ce point qui est devenu le
siége d'une vitalité plus active, trouveront plus
facilement des matériaux de nutrition, un contact
plus facile, et par leur développement, encore
facilité par cette turgescence que nous avons
signalée et leur communication avec l'utérus,
amèneront la formation du placenta. Maintenant,
l'œuf prendra une plus grande expansion, soit

vers le col, soit vers. le segment, non point seulement d'après sa situation primitive, mais d'après
les points où ses radicules pourront prendre plus
abondamment des matériaux de nutrition et de vie.

Ce serait donc à cause de la communication
plus facile à établir entre la partie inférieure de
l'utérus et le chorion, que l'œuf, descendu et
fécondé par le mécanisme que nous croyons devoir
exister, s'implanterait par ses radicules, ses villosités, dans les parties alors les plus vasculaires,
les plus riches, le col ou son voisinage ou son
intérieur, y contracterait des adhérences intimes
et s'y fixerait au moyen de son placenta.

Après avoir peut-être un peu trop longuement
insisté sur une étiologie plus utile au point de vue
physiologique qu'au point de vue pratique, et ne
nous être occupé que des motifs de l'insertion du
placenta, il nous resterait à parler des causes du
mécanisme de l'hémorrhagie; mais, cette étude
devant faire l'objet du chapitre suivant, nous ne
mentionnerons plus que quelques causes partielles
signalées par les auteurs.

La disposition particulière des organes de la
génération (la trompe venant à s'ouvrir à la partie
inférieure de l'utérus près du col), plutôt que
l'habitude, nous semble devoir expliquer les deux
faits d'Ingleby. Cet auteur rapporte qu'une femme
présenta trois fois de suite cette insertion vicieuse,

et dit avoir observé le même phénomène dix fois
chez une autre [1].

M. le docteur M.-A. Menard , praticien aussi
distingué que modeste et dont l'affection nous est
chère , a bien voulu nous communiquer l'observation suivante qui doit trouver place ici.

*Première Observation.* — M***, tempérament
lymphatique, bonne constitution. Premier accouchement sans hémorrhagie , mais présentant les
particularités suivantes : présentation par les pieds
à califourchon sur une bride occupant et divisant
en deux parties le col de l'utérus ; douleurs vives ,
mais sans résultat. Section de l'obstacle par les
docteurs Ducros et Magaille : terminaison naturelle ; l'enfant vit quelques jours. — Un an après,
seconde grossesse , dont les débuts sont très-heu-
reux. Au 6ᵉ mois, hémorrhagie abondante due à
l'insertion du placenta sur le côté droit du col: le
repos, la saignée , le tamponnement triomphent
de cet accident. Huit jours après , seconde perte,
mais beaucoup plus copieuse que la première. Tous
les moyens sont inutiles ; danger extrême pour la
malade : tamponnement et avortement provoqué
(docteurs Ducros et Magaille). La malade se rétablit. — Troisième grossesse dix-huit mois après.
Au 6ᵉ mois , perte utérine sans effort appréciable
(repos, saignée, boissons froides) : bons résultats

[1] Ingleby, *On uter. hemorrh.*, p. 64.

de ces moyens; mais, quatre ou cinq jours après,
nouvelles hémorrhagies beaucoup plus fortes que
la première. Insuccès des moyens employés : le
toucher fait découvrir la présence du placenta inséré en partie sur le col, mais surtout à droite.
Le tamponnement est pratiqué : le tampon est
laissé 48 heures. L'hémorrhagie semble arrêtée;
mais, 24 heures après, nouvelle perte, nouveau
tamponnement. Le profeseur Delmas, appelé en
consultation, conseille de continuer l'usage de ce
moyen et de temporiser : absence complète de
contractions utérines, cessation de l'hémorrhagie
pendant quatre jours; mais, le cinquième, nouvelle
hémorrhagie. Le tamponnement est encore pratiqué, et on envoie de nouveau chercher M. le
professeur Delmas. Cet habile praticien décide que,
vu l'affaiblissement de la malade et l'impossibilité
de laisser le tampon à demeure, il faut provoquer
l'accouchement, la malade étant déjà arrivée au
commencement du 7e mois (seigle ergoté, éponge
préparée, rupture des membranes). L'enfant est
amené vivant en présentation du siége; une hémorrhagie abondante suit encore cette opération. Mais
la malade se rétablit parfaitement, grâce aux soins
dévoués dont elle est entourée, et jouit de la
meilleure santé depuis cette époque (1844): depuis
lors aussi, plus de fécondation.

Le placenta présentait des traces de décollement
sur le côté qui correspondait au côté droit de la
femme, décollement de l'étendue de 3 à 4 centi-

mètres : trois caillots , adhérents à divers points de
l'organe, indiquaient les décollements successifs et
les hémorrhagies qui avaient eu lieu. Au toucher,
on sentait au côté droit du col un tubercule assez
saillant, qui semblait être le rudiment de la bride
mentionnée plus haut et qui était en rapport avec
le siége de l'insertion placentaire.

Quelle pouvait être la nature de cette bride?
Pourquoi, chez cette dame, deux grossesses successives, deux insertions du placenta, toutes les deux
au même point et obligeant toutes les deux à un
accouchement provoqué? Questions qui nous semblent insolubles, et qui pourraient être expliquées
par la disposition anatomique des parties si une
première grossesse ne s'était effectuée sans aucun
accident.

Les auteurs allemands ont pensé que l'insertion
du placenta pouvait reconnaître des causes endé-
miques et épidémiques [1]. Nous n'avons point à
discuter la nature de ces causes que nous ne saurions admettre, et à nous demander le sens véritable qu'ils attachent à ces deux mots : nous nous
contenterons d'expliquer cette assertion par l'occasion qu'ils ont eue sans doute de recueillir dans
un court espace de temps et à certaines époques
bon nombre de cas où le placenta affectait cette

[1] Gazette médicale de Paris, 1855.

disposition vicieuse. Cet accident ne saurait, en effet, être considéré comme fréquent. En consultant les relevés statistiques, on arrive à des données si variables qu'on ne saurait en retirer aucun résultat satisfaisant; mais la pratique des accoucheurs semble donner gain de cause à l'opinion opposée à celle des auteurs allemands, c'est-à-dire à celle qui regarde cette insertion comme un accident heureusement assez rare.

Au rapport de Saxtorph [1], on ne trouve dans les relevés faits à la maternité de Copenhague, de 1769 à 1772, qu'un seul cas d'insertion du placenta à l'orifice, et cela sur 3,600 accouchements; il ne l'a rencontré lui-même dans sa longue pratique que 9 fois.

Osiander [2], dans une pratique obstétricale de douze ans, a été appelé 10 fois, sur 168, pour secourir des femmes enceintes de pertes considérables produites par cette insertion vicieuse. Dans le Dispensaire général de Westminster, au rapport de Samuel Merriman, sur 1,800 accouchements on l'a trouvé 4 fois, un sur 180, et à l'hospice de la Maternité de Paris [3], de 1797 à 1811, sur 20,357 accouchements, le placenta fut inséré 11 fois sur l'orifice, ce qui établit un rapport de 1 sur 1477.

[1] Cité par M. Godron, *loc. cit.*
[2] *Loc. cit.*, § 1.
[3] Mme. Boivin, Mém. de l'art des accouch., p. 406.

F. Ransbotham ne l'a noté que 42 fois sur 26,676 ,
et M. Riechle ne mentionne cette anomalie qu'à
peu près 300 fois sur 219,333. A coté de cette
rareté notons les faits de Rigby[1], qui, sur 106 cas,
le signale 43 fois ; l'opinion de Mme. Lachapelle[2],
qui pense que presque toutes les hémorrhagies
après le sixième mois de grossesse reconnaissent
pour cause le déplacement du placenta greffé sur
l'orifice utérin ; celle de M. Burns[3], qui, moins
exclusif, n'hésite pas cependant à soutenir que les
deux tiers des hémorrhagies tiennent à l'insertion
du placenta sur le col, et que l'autre tiers s'explique par l'attache de ce corps au voisinage de l'orifice. Dans l'hôpital auquel nous sommes attaché,
soit à la clinique, soit à la Maternité, nous n'avons
vu qu'un seul cas, et ce cas sur 250 accouchements à peu près, ce qui justifierait le relevé fait
par M. Grüner, qui, sur un total de 301,040 accouchements faits dans des pays et des temps différents, note 368 fois l'insertion vicieuse, c'est-à-
dire 1 fois sur 818[4].

Mais ce n'est pas tant par sa fréquence que par
sa gravité que cet accident mérite toute l'attention
du praticien, et c'est à bien étudier le mécanisme

[1] Ouvr. cit. trad. par Mme. Boivin, p. 190.
[2] Prat. des accouch., T. II, p. 348.
[3] Encycl. des scienc. méd., p. 214.
[4] Grüner, Thès. de Montpellier, année 1848, No 49.

de l'hémorrhagie, les symptômes de cette perte,
que nous devons actuellement nous appliquer pour
poser des bases solides au diagnostic, au pronostic
et surtout à la thérapeutique.

## CHAPITRE DEUXIÈME.

L'étude des nombreux phénomènes de l'hémorrhagie qui nous occupe, la détermination des indications thérapeutiques sur lesquelles reposent ses
moyens de curation, ne sauraient être faites d'une
manière fructueuse qu'après la connaissance complète de toutes les conditions anatomiques et physiologiques des organes de la génération dans l'état
de grossesse ou dans l'acte de la parturition.

L'exposition de ces divers états, la notion des
rapports qui existent entre l'œuf et la mère, deux
organismes différents quoique contenus dans le
même sein, peuvent seuls nous faire comprendre
la nécessité de rapports intimes entre ces parties
et les dangers graves qui résultent de leur séparation ou de leur défaut de communication pour la
mère et pour l'enfant, ou pour les deux êtres à la
fois.

A l'époque de la conception, l'utérus subit une
transformation complète, qui se révèle par des
changements nombreux, soit dans son volume, sa

forme, son épaisseur, la densité de ses parois, soit
dans sa structure intime, l'abondance plus ou
moins grande de ses matériaux de nutrition. Son
tissu propre ou fibro-musculaire devient un tissu
musculaire éminemment contractile, qui, à un moment donné et après avoir permis le développement
du fœtus, contribuera puissamment à son expulsion, alors que la membrane qui tapisse son intérieur est aussi le siége de phénomènes non moins
remarquables et nécessaires au développement et à
la conservation de l'œuf contenu dans son sein.

Par suite du mouvement fluxionnaire opéré, la
face interne de l'utérus devient le siége d'une
vitalité plus active, et cette excitation s'accompagne
d'une sécrétion abondante qui constitue cette couche particulière décrite pour la première fois par
W. Hunter, et désignée par lui sous le nom de
*decidua*, parce qu'elle est destinée à tomber avec
l'œuf[1]. La formation de cette membrane, ses
rapports avec les membranes du fœtus sont devenus
depuis, pour les physiologistes, un sujet inter-
minable de discussions que nous ne pouvons que
rapidement analyser. Pour la plupart d'entre eux,
la muqueuse utérine, sous l'influence stimulante
d'un coït fécondant, exhalait, à sa surface, une
lymphe coagulable qui, condensée en pseudo-

[1] *Of the human gravid uter.* Birmingham, 1774.

membrane, tapissait toute la cavité de la matrice, bouchait l'ouverture du col, celle des trompes [1], se remplissait, d'après l'opinion de quelques-uns [2], d'un fluide dit *hydro-périone* [3], et constituait la caduque, désignée par W. Hunter à l'attention des observateurs. Cette membrane obturatrice empêchait l'œuf de s'échapper par l'ouverture du col, à travers laquelle la station verticale de la femme aurait sans cela favorisé son passage, mais était encore un obstacle à l'entrée libre de l'œuf, lorsqu'il pénétrait par l'orifice de la trompe dans l'intérieur de la cavité utérine. On expliquait ainsi comment l'œuf se trouvait placé derrière une portion réfléchie de la caduque (cette partie qu'il avait été obligé de repousser pour pénétrer), et comment, soutenu par cette dernière, il restait immobile, grandissait en la soulevant de plus en plus, et finissait par l'appliquer contre la partie qui, sous le nom de *caduque utérine*, tapisse tout le reste de la cavité de la matrice.

Enfin, une nouvelle exhalation servait à expliquer la présence d'une membrane analogue placée derrière l'œuf et servant à l'emplacement de ses matériaux de nutrition, sous le nom de *caduque secondaire* ou *caduque utéro-placentaire*.

[1] Moreau, Essai sur la disposition de la caduque.
[2] Velpeau, Ovologie humaine. Paris, 1833.
[3] Breschet, Mémoires de l'Ac. roy. de méd., 1832-33.

Une opinion opposée, soutenue par M. Coste, appuyée par de nombreuses recherches et démontrée tous les jours dans notre École par M. le professeur-agrégé Courty, qui en a fait le sujet de sa remarquable Thèse inaugurale, opinion qui tend chaque jour à se créer de nombreux partisans, pose au contraire en principe que jamais il ne se forme normalement soit pendant la menstruation, soit pendant la gestation, de produit pseudo-membraneux qui permette de croire à l'existence d'une caduque telle que les anatomistes l'ont jusqu'ici conçue.

« Les seules modifications, dit M. Coste[1], dont la »matrice devient le siége, consistent dans la tur- »gescence ou l'éréthisme de son tissu, et plus par- »ticulièrement dans un épaississement considérable »de la muqueuse, épaississement qui résulte surtout »de la congestion des vaisseaux sanguins et du »développement extrême des glandules qui entrent »dans sa composition, et qui la plissent, chez »certains sujets, en circonvolutions plus ou moins »nombreuses. Jamais, à l'état normal, l'ouverture »du col et celle des trompes ne sont voilées par »une membrane obturatrice; elles sont toujours »libres, perméables et susceptibles par conséquent »de laisser pénétrer l'œuf dans la cavité utérine,

---

[1] Ouvr. cit., p. 220.

»où les plis de la muqueuse, par leur contact
»réciproque, suffisent pour l'arrêter. »

L'œuf tombe donc dans l'utérus, et y reste tout
d'abord libre comme celui des autres mammifères ; puis, à mesure qu'il séjourne dans l'intérieur de cette cavité boursoufflée, il déprime
légèrement les tissus mollasses avec lesquels il est
en contact, et se creuse bientôt une loge dans
son épaisseur. Pendant que s'opère ce travail de
dépression, qui tend à enfoncer l'œuf dans l'intérieur de la membrane, cette dernière végète
autour de lui : ses bords s'élèvent, se rapprochent,
et tendent à resserrer de plus en plus l'ouverture
par laquelle il communique encore avec la cavité
utérine ; plus tard, les bords de cette ouverture se
crispent, et l'œuf se trouve emprisonné dans un
dédoublement de la muqueuse. Des deux feuillets
produits par ce dédoublement, l'un est placé entre
l'œuf et l'utérus, dans le point où se développera
plus tard le placenta : ce sera la membrane intermédiaire ou utéro-épichoriale (caduque secondaire
de Moreau, tissu inter-utéro-placentaire des
auteurs) ; l'autre recouvrira l'œuf dans toute sa
partie non adhérente, et sera la membrane épicho-
riale (dans l'ancienne théorie, caduque réfléchie
ou ovulaire).

Cette opinion, à laquelle nous nous rallions
complètement et que nous avons déjà signalée à

propos de l'étiologie , nous permet d'expliquer actuellement les moyens d'union du placenta avec l'utérus , et de rejeter hardiment les hypothèses suivantes : 1° continuation des gros canaux veineux de la matrice avec ceux du placenta ( Noortwych , Astruc , Haller , Baudelocque ) ; 2° adhérence intime par les fongosités du placenta utérin , unies avec celles du chorion ( Warton , Reuss) ; ou bien encore celles empruntées aux comparaisons suivantes : comme la pulpe d'une pêche l'est avec son noyau (Asdrubali) , comme la sangsue se fixe sur la peau (Leroux) , comme un cachet sur la cire d'Espagne ( Stein ), enfin comme la greffe des végétaux ou comme un véritable parasite puisant sa nourriture par un tissu cellulaire accidentel et des vaisseaux particuliers(Murat); comme autant d'explications où l'imagination des physiologistes a pris souvent plus de part que l'observation attentive et scrupuleuse des faits.

Les recherches de MM. Coste, Bonamy, Jacquemier, Robin , démontrent , en effet , que le placenta adhère à la paroi interne de l'utérus, non point par une couche très-mince de tissu cellulaire (Mme. Boivin, Velpeau), mais par un tissu particulier, le tissu utéro-placentaire, qui n'est évidemment qu'une portion de la muqueuse utérine , dans l'épaisseur de laquelle ont pénétré les villosités du chorion.

Résultat du double engrenage des villosités choriales qui, sous forme de houppes volumineuses, se sont implantées dans l'épaisseur de la caduque et s'y sont creusé des cavités plus ou moins étendues, le placenta est composé de deux parties fort distinctes physiologiquement et anatomiquement, bien que confondues pendant et à la fin de la grossesse : 1° d'une portion fœtale, plus spécialement adhérente au chorion dont elle émane, recouverte par cette membrane et par l'amnios, présentant à la face interne des ramifications nombreuses dues aux artères et veines ombilicales qui se réunissent pour former le cordon ombilical, dont l'insertion se fait le plus souvent vers la partie moyenne du placenta ; 2° une portion maternelle, formée par le tissu utéro-placentaire que nous venons de signaler comme un fragment de la muqueuse épaissie, recouverte par la partie fœtale légèrement convexe et partagée en un nombre variable de lobes ou cotylédons que traversent de nombreux vaisseaux, dont on peut voir les orifices béants après la séparation de cette masse unique formée par la réunion des deux placentas en un seul.

L'anatomie comparée, qui avait permis de trouver chez tous les mammifères le disque vasculaire utérin appliqué contre la face externe du placenta fœtal, avec des différences de forme et de volume assez grandes, devait faire présumer l'exis-

tence du même fait dans l'espèce humaine 'et la
présence de ces deux parties. Si elle a été méconnue
ou niée, elle n'a pu l'être que parce que cette
disposition est en grande partie détruite lorsque
l'organe se sépare de l'utérus.

Le placenta maternel, formé par la muqueuse
utérine épaissie et se présentant sous l'aspect d'un
tissu aréolaire et plus tard avec un grand nombre
de lamelles qui s'entre-croisent en tous les sens,
finit, en effet, par ne plus constituer à la fin de la
grossesse qu'une pellicule mince, demi-transpa-
rente, moulée sur la surface fœtale du placenta,
auquel elle adhère plus solidement qu'à la surface
interne de l'utérus. Au moment de la chute de
l'œuf, elle sera entraînée avec la partie à laquelle
elle adhère, et après avoir recouvert et pénétré
l'organe par tous les sillons inter-cotylédonaires,
ne formera plus à la surface convexe de ses cotylédons qu'une simple couche de 2 à 3 millimètres
d'épaisseur.

Le placenta maternel a une structure toute différente de celle du placenta fœtal, et l'analogie par
nous invoquée se retrouve encore bien plus frap-
pante lorsqu'il s'agit de démontrer que dans le
placenta de l'espèce humaine, comme dans celui
des autres mammifères, il existe deux ordres de
vaisseaux fort distincts, appartenant les uns à la
mère, les autres au fœtus. Les vaisseaux maternels

ou utéro - placentaires , parfaitement étudiés par
MM. Bonamy [1] et Jacquemier [2] , sont composés
d'artères et de veines qui pénètrent par tous les
points de la surface dans le placenta , forment dans
son épaisseur des rameaux excessivement déliés, et
dont les injections peuvent démontrer la présence
jusque sur la surface fœtale de cet organe. Se con-
tinuant sans interruption avec les vaisseaux utérins
dont ils offrent tous les caractères , ils n'auront ,
comme les tissus de nouvelle formation , qu'une
faible résistance, et partant seront exposés à des
déchirures ou à des ruptures qui auront pour conséquence inévitable , au moindre tiraillement , une
hémorrhagie plus ou moins dangereuse.

Quant aux vaisseaux qui appartiennent au
fœtus sous le nom de *vaisseaux ombilicaux* et
constituent le placenta fœtal, parvenus à la surface
externe de cet organe, ils se divisent en plusieurs
grosses branches qui sont situées sous l'amnios et
le chorion. La première de ces membranes se détache avec facilité ; la seconde forme à ces vaisseaux une espèce de gaîne dans laquelle on rencontre toujours une artère et une veine, la veine
toujours beaucoup plus volumineuse que l'artère.
Ces troncs se subdivisent bientôt en deux branches,

[1] Thès. de Paris, 1839.
[2] Rech. d'anat., de physiol. et de pathol. sur l'utérus
humain, etc. ; Arch. de méd., T. V, 3e série , mai 1839.

les branches en deux rameaux, les rameaux en deux ramuscules, et ainsi de suite en une dichotomie infinie.

Si nous examinons actuellement la disposition de ces deux ordres de vaisseaux avec les cotylédons, nous trouvons encore la plus grande analogie entre la disposition qu'on remarque chez les ruminants et celle que nous avons à signaler. Chacun des cotylédons placentaires est, en effet, constitué de la manière suivante : les vaisseaux maternels ou utéro-placentaires le pénètrent par tous les points de la surface utérine, et forment dans son épaisseur des réseaux à mailles excessivement déliées ; les vaisseaux ombilicaux, qui le pénètrent de sa surface ombilicale vers sa surface utérine, offrent la même disposition que les vaisseaux des villosités choriales, et se contournent sur eux-mêmes au milieu des mailles étroites de ces réseaux. Chez la femme comme chez les carnassiers, il est impossible de séparer les vaisseaux qui appartiennent à la mère de ceux qui appartiennent au fœtus. La connexion intime qui existe entre ces deux ordres de vaisseaux paraît à M. Bonamy résulter de la gaîne membraneuse qui les enveloppe jusque dans l'épaisseur du placenta. Cette gaîne est fournie aux uns par la membrane chorion, aux autres par les prolongements lamelleux du tissu utéro-placentaire.

Entre ces deux ordres de vaisseaux qui constituent le placenta humain, existe-t-il une communication directe? Cette théorie, soutenue par les
anciens anatomistes et qui ne compte guère plus
de partisans en France que M. Flourens, s'évanouit
tous les jours devant l'examen impartial des faits
embryologiques et pathologiques.

Il est impossible, en effet, d'admettre une communication directe entre ces deux ordres de vaisseaux. L'injection poussée par les vaisseaux utérins peut pénétrer jusque sur la surface fœtale du
placenta, car les vaisseaux maternels étendent
leur ramification dans toute l'épaisseur de cet organe ; mais l'injection poussée par le cordon ne
peut pas pénétrer dans les vaisseaux utérins. S'il
n'y a pas communication vasculaire directe, ce qui
est encore prouvé par le volume plus considérable
des globules de sang du fœtus, il n'en existe
pas moins une communication indirecte, qui sera
l'imbibition, l'absorption des matériaux nutritifs
opérée par les villosités placentaires, que ces
villosités soient libres et flottantes ou érodent les
vaisseaux utérins pour pénétrer dans leur intérieur, comme l'ont prétendu MM. Coste et Robin.

Ainsi, et pour résumer ces quelques notions :
caduque formée par la muqueuse utérine, placenta
composé de deux parties, de deux ordres de vaisseaux différents et adhérents à la matrice par une

de ses parties constituantes, le feuillet utéro-placentaire; ce feuillet, comme la caduque à laquelle
il appartient, susceptible de modifications diverses, d'amincissement, de chute, et pouvant compromettre à la suite de causes accidentelles l'intégrité des vaisseaux utéro-placentaires ; enfin, pas
de communication entre les deux circulations, et
l'hémorrhagie, lorsqu'elle a lieu, se faisant simplement, au détriment de la mère.

Le placenta et ses moyens d'adhérence connus,
étudions l'autre partie du problème mécanique que
nous sommes appelé à résoudre : le col et la partie
inférieure de l'utérus.

Les changements nombreux dont l'utérus est le
siége ne s'opèrent pas brusquement et d'une manière
saccadée, comme l'ont pensé quelques auteurs,
mais, comme il est facile de s'en convaincre à propos des modifications survenues dans le volume
et comme l'a observé Désormeaux, d'une manière
uniforme, lente dans les premiers mois, plus
rapide dans les deux ou trois derniers.

Cette progression, variable suivant les mois de
la grossesse, est encore plus marquée relativement
aux diverses parties de l'organe, qui ne sont pas
toutes modifiées de la même manière. Durant les
premier et deuxième mois, l'accroissement se fait
d'une manière lente, autant par l'épaississement
des parois de l'organe que par l'augmentation de

sa capacité, et s'étend successivement du fond au
col. La succession est peu marquée entre le fond
et le col, tandis qu'elle est exactement tranchée
entre le corps et le col. Ce dernier reste étranger,
à cette époque, à l'augmentation de la capacité
utérine, s'épaissit, devient plus volumineux surtout à la partie supérieure, mais ne s'allonge pas,
comme paraît le croire Mme. Boivin [1] et comme
l'a récemment avancé M. Filugelli.

Cet état stationnaire du col se maintient jusqu'au cinquième mois, où, malgré l'assertion de
Smellie qui avance que la quatrième partie du
col est dilatée au troisième mois, la moitié au cinquième, malgré l'opinion de Velpeau qui pense
qu'au quatrième mois les rides supérieures du col
utérin se développent et s'étendent en nervures
déliées pour prêter à l'ampliation de la cavité utérine [2], il semble généralement admis que la dilatation et le raccourcissement du prolongement
inférieur de l'utérus ne commencent ordinairement
que du cinquième au sixième mois. Ce dernier

---

[1] Mém. de l'art des accouchements, p. 87.

[2] Ces opinions sont le résultat d'une erreur. Par suite de
l'abaissement en masse de l'organe, le col étant, dès le
début, beaucoup plus bas et plus en avant que dans l'état
de vacuité, le doigt peut plus facilement en explorer une
plus grande étendue et faire croire ainsi à une augmentation
de longueur qui n'existe pas réellement. (Cazeaux, *Traité
d'accouchements.*)

terme cependant ne saurait être regardé comme
fixé par une observation exacte, et on ne saurait
prendre à la lettre le mécanisme établi par Désormeaux, mécanisme d'après lequel le col a perdu
le tiers de sa longueur au cinquième mois, la
moitié au sixième, les deux tiers au septième, les
trois quarts au huitième et le reste au neuvième.

Les rapports que cet auteur a cru pouvoir fixer
entre la longueur du col et les époques de la grossesse, sont démontrés trop invraisemblables, trop
variables, pour qu'on puisse établir des distinctions
aussi fixes, aussi régulières. Les nombreux exa-
mens auxquels nous nous sommes livré nous
engagent à admettre l'opinion de M. Stoltz, pro-
fessée depuis long-temps par M. Cazeaux ; opinion
d'après laquelle le raccourcissement du col s'opère
par un mécanisme tout autre et tel que cette partie
de l'organe utérin ne disparaît le plus souvent que
vers le neuvième mois, à la fin de ce neuvième
mois ou au moment de l'accouchement.

D'après les observations de M. Stoltz, le col est,
vers le septième mois, le siége d'un travail de raccourcissement, mais raccourcissement qui s'opè-
rerait non point par évasement de sa partie supérieure pour concourir à l'ampliation de la cavité
du corps, mais par une espèce d'affaissement du
col sur lui-même, affaissement qui, rapprochant
les deux orifices, élargirait en même temps la

cavité centrale et augmenterait ses dimensions transversales aux dépens de son diamètre vertical.

L'orifice supérieur reste fermé jusqu'au milieu du neuvième mois à peu près ; l'orifice externe s'en rapproche graduellement par l'affaissement des parties intermédiaires ; ce qui rend la cavité du col plus large , plus évasée dans son milieu à mesure que les deux orifices se rapprochent, et lorsqu'ils sont peu éloignés l'un de l'autre l'interne s'ouvre le premier.

Chez les femmes qui ont déjà eu des grossesses antérieures et dont l'orifice externe est déjà plus ou moins ouvert vers la fin de la grossesse, les choses se passent d'une manière inverse : l'orifice externe semble s'évaser le premier, et l'interne ne s'ouvre que lorsque l'accouchement est imminent.

Ainsi, d'après M. Stoltz, le col disparaît de l'intérieur à l'extérieur dans une première grossesse, et dans les grossesses subséquentes de l'extérieur à l'intérieur. Ces observations recueillies par le toucher laissent certainement à désirer, et les restrictions que nous avons faites pour l'opinion que nous rejetons , nous les maintenons pour celle que nous adoptons. Tout en regardant ce mécanisme comme le plus fréquent, comme celui qu'il est donné de rencontrer le plus souvent , nous croyons qu'il peut souffrir quelques exceptions, et que le col peut se dilater et se raccourcir à une époque plus ou moins avancée. Nous avons eu occasion de toucher beaucoup de femmes, et nous avons pu constater que la portion vaginale était réduite de moitié vers la fin du septième mois ; tandis que, chez d'autres, elle était à peine raccourcie à la fin du neuvième. Une femme récemment accouchée dans notre service, et à sa troisième grossesse, a présenté, quelques jours avant son accouchement qui a eu lieu à terme, un col à peine raccourci et dont la dilatation, commençant au début du travail, s'est rapidement opérée en quelques heures ; chez d'autres, enfin, nous avons pu constater cet effacement complet du col quinze ou vingt jours avant l'époque du travail, chez quelques-unes même introduire le doigt dans les orifices entr'ouverts, et reconnaître les membranes et la présentation du fœtus.

Concluons donc que rien n'est plus variable que la dilatation du col, mais que, dans tous les cas, il ne saurait concourir dès le sixième ou le septième mois à l'agrandissement de la cavité utérine. Cet agrandissement, s'il s'opère aux dépens des fibres inférieures de l'organe, s'opère, non point aux dépens des fibres du col, mais aux dépens de celles qui sont voisines et appartiennent au corps lui-même, c'est-à-dire aux dépens du segment inférieur de l'utérus.

Dès le sixième mois, en effet, quelquefois à la

fin du cinquième, le segment inférieur concourt à l'ampliation de la matrice, et les changements signalés par les auteurs dans la forme de l'organe et dans son évasement à sa partie inférieure, comme dus à la disposition et à la dilatation de la cavité du col, peuvent être rapportés d'une manière bien plus nette et plus vraie à l'élargissement fourni aux dépens de la partie que nous venons d'indiquer. S'il pouvait, d'ailleurs, rester quelques doutes sur le mécanisme de cette ampliation, nous n'aurions qu'à rappeler les résultats de cette distension, qui permettent au segment inférieur de l'utérus de descendre assez profondément, dans les deux derniers mois de la grossesse, dans l'excavation du bassin lorsque le fœtus présente la tête, et la possibilité alors de sentir la tête à travers les parois de l'organe aminci, le col conservant une certaine longueur.

L'étude de ces modifications survenues dans le corps de l'utérus, et que nous rapportons surtout au segment inférieur, n'admettant ordinairement la dilatation du col qu'au moment du travail ou quelques jours avant, nous servira dans un instant à démontrer l'erreur dans laquelle sont tombés les auteurs à propos du mécanisme de cette hémorrhagie, et nous permet déjà de justifier le titre de notre Travail en tant qu'insertion du placenta, non-seulement sur le col, mais encore sur le seg-

ment inférieur de l'utérus : cette justification,
d'ailleurs, peut et doit être complétée par les remarques faites sur les diverses insertions du placenta. Lorsque le placenta vient se fixer vers la
partie basse de l'organe utérin, il peut se loger sur
le segment inférieur, au voisinage de l'orifice interne du col, sur cet orifice lui-même, ou bien
encore dans l'intérieur de ce col entre les deux
orifices. Ces diverses insertions ont reçu différents
noms : *marginale* lorsque le bord du délivre s'étend
à peu près jusqu'à la circonférence de l'orifice
interne, elle sera *partielle* ou *incomplète* si le placenta ne recouvre qu'une partie de son orifice ;
*totale*, *complète* ou *centrale* si la masse placentaire recouvre entièrement l'orifice utérin ; *intra-
cervicale* si son développement a eu lieu dans l'intérieur du col même. Les deux premières espèces
sont généralement admises par tous les accoucheurs ; la dénomination de la troisième a donné
lieu à diverses interprétations, et, quant à la quatrième, elle est à peine mentionnée si ce n'est par
M. Jacquemier [1]. Par insertion du placenta centrale
ou complète, la plupart des auteurs désignent les
cas où l'orifice interne de la matrice et le placenta
se correspondent centre pour centre ou par des
points qui n'en sont pas très-éloignés ; d'autres,

[1] Manuel des accouchements, maladies des femmes et des
enfants, T. II, p. 259.

ceux où un segment considérable de cet organe vasculaire s'avance sur l'orifice. A la dénégation de M. le professeur Kilian , qui affirme d'une manière on ne peut plus formelle que cette disposition centre pour centre du placenta ne se remarque jamais , et que , dans la grande majorité des cas , la plus grande partie du placenta , dont une fraction s'avance ainsi sur l'orifice de la matrice , correspond au segment postérieur de l'utérus, nous pourrions opposer les faits de Levret , Rigby , Mme. Lachapelle , Baudelocque , etc., faits dans lesquels l'examen anatomique démontre la vérité de cette insertion centrale.

L'auteur que nous venons de citer aurait certainement été dans le vrai, s'il avait avancé qu'elle est moins commune qu'on ne l'a supposé , et qu'elle est bien plus rare que celle d'un segment considérable de cet organe sur l'orifice : conclusion conforme à l'observation et au résultat auquel est arrivé encore, dans ces derniers temps , le docteur Pitre Aubinais , quand il admet les insertions partielles comme beaucoup plus communes que les insertions centrales [1].

Quant à la quatrième insertion que nous avons cru devoir admettre, l'insertion intra-cervicale , elle nous semble établie par le raisonnement et la

[1] Journal de médecine d'Eure-et-Loir, 1845.

pratique. Par suite de la théorie que nous avons adoptée pour expliquer les causes des implantations anormales, nous sommes arrivé à ce résultat que l'œuf, qui était descendu dans la partie inférieure de l'utérus, pouvait avoir franchi l'orifice interne, et, par suite des changements survenus, se fixer, se développer dans l'intérieur du col, de sorte que le placenta peut avoir avec l'orifice externe les mêmes rapports qu'avec l'orifice interne. La facilité avec laquelle l'œuf se fixe et se développe en d'autres tissus que celui de l'utérus (Wrisberg), rend cette supposition très-vraisemblable, à moins qu'on ne veuille admettre, ce qui doit arriver dans certains cas, que dans les insertions centre pour centre le chorion répand ses radicules placentaires dans l'intérieur du col et dans le bouchon cervical. Quant à la pratique, les cas nombreux d'avortement et d'hémorrhagie, dès le premier mois de la grossesse (le placenta étant inséré dans l'orifice et venant faire saillie dans le vagin, d'après les faits cités par le docteur Bunsen, de Francfort), doivent mettre cette nouvelle insertion à l'abri de toute contradiction, si elle n'était encore prouvée par les résultats de l'anatomie pathologique. A la suite de la treizième observation, Mme. Lachapelle mentionne les résultats suivants obtenus par la nécropsie : « L'utérus mou, flasque, »extensible, offrait au pourtour de son col et jus-

»qu'au voisinage de l'orifice externe, mais surtout
»à droite et en arrière, des saillies mamelonnées
»dues à de petits caillots qui remplissaient les
»orifices des sinus utérins, sinus fort développés
»dans toutes les régions qui avaient évidemment
»été le siége de l'adhésion du placenta. » Et plus
haut, à la suite de la 12e observation : « Dans le col
»de l'utérus se voyaient les traces de l'insertion
»du placenta prolongée en arrière et caractérisée
»par l'ecchymose des surfaces, le développement
»des sinus utérins [1]. »

Si ces dernières insertions peuvent amener l'hémorrhagie à une époque peu avancée de la grossesse et partant de l'avortement, examinons par
quel mécanisme les autres peuvent amener l'hémorrhagie, l'accouchement prématuré, et toujours
des dangers graves pour la mère et pour l'enfant.

L'ouverture de l'orifice interne du col et la dilatation de cette partie, regardée comme la cause
de l'hémorrhagie due à l'insertion anormale et
adoptée par tous les auteurs depuis le travail de
Levret, ne saurait comprendre tous les cas et expliquer l'apparition des hémorrhagies à toutes les
époques de la grossesse. On ne peut plus aujour-
d'hui dire avec Gardien [2] : « L'hémorrhagie est de
»l'essence même de la grossesse et surtout de

---

[1] Mme Lachapelle, T. II, obs. 12 et 13, p. 437-439.
[2] Traité d'accouch., mal. des femmes, T. II, p. 416.

» l'accouchement, et la participation du col à l'éva-
» sement de l'utérus sera la cause de l'hémor-
» rhagie », ou bien admettre l'explication suivante : Lorsque le placenta est inséré au fond de
l'utérus, ces deux organes croissent simultanément et dans les mêmes rapports ; le développement de l'un est complet à l'époque où l'ampliation
de l'autre paraît avoir atteint ses limites : il s'ensuit nécessairement que, sans causes étrangères,
il n'est aucun changement possible dans leurs
rapports ; mais il n'en est plus de même lorsque
l'insertion a lieu aux environs de l'orifice ou sur
l'orifice lui-même. Dans la première moitié de la
gestation, le placenta prenant un accroissement
beaucoup plus grand en proportion que le col utérin, et son développement étant très-avancé au
moment où le col participe aux changements nombreux que l'organe utérin a éprouvés, il s'ensuivra
des changements dans les rapports des deux organes. Ne suivant pas la même progression, le développement du placenta ne pourra s'accommoder
à l'élargissement considérable qui se fera au niveau
de l'orifice interne ; sa face utérine sera tiraillée,
se déchirera ou se décollera, et cette rupture
produira nécessairement une perte plus ou moins
considérable.

L'époque de la dilatation du col est toujours
alors l'époque de l'hémorrhagie ; mais pourquoi,

si les changements survenus dans le col se font
toujours du cinquième au sixième mois, l'hémorrhagie, regardée comme due à cette cause mécanique, apparaît-elle à peu près à tous les mois de
la grossesse, et surtout à une époque assez éloignée
de l'accouchement ? M. Velpeau croit avoir éludé
les difficultés en admettant que les changements
peuvent s'opérer à une époque plus avancée, et
que les deux parties (placenta et col) se développent ensemble jusque vers le cinquième, le
sixième, le septième et même parfois le huitième
mois et demi (variétés qui s'expliquent très-bien
en admettant avec M. Busch qu'une des causes
présumables de l'emplacement du placenta sur le
col est le développement anormal de la matrice).
« A partir de là, les environs de l'orifice s'éloi-
» gnent du centre avec une telle rapidité, qu'une
» portion de l'œuf, de plus en plus considérable,
» reste sans aucune adhérence avec l'utérus [1]. »

A part l'hypothèse gratuite de M. Velpeau sur
le développement progressif du placenta et du col,
cette théorie est passible des mêmes reproches
lorsqu'elle attribue l'hémorrhagie à la dilatation
de l'orifice interne du col. Pourquoi, en effet, si
le décollement du placenta inséré sur le col est le
résultat de sa dilatation, l'hémorrhagie ne se

[1] T. I, art. *Placenta*.

déclare-t-elle pas toujours vers le sixième mois, époque où les changements présumés du col sont regardés comme possibles ? Pourquoi encore les hémorrhagies peuvent-elles survenir avant cette époque, au troisième ou quatrième mois, comme Rigby [1], Désormeaux [2], Villeneuve [3] et une foule d'autres auteurs en citent des exemples ?

Les développements dans lesquels nous sommes entré au sujet de cette prétendue dilatation du col avant une époque très-avancée de la grossesse, doivent nous faire chercher la cause de l'hémorrhagie qui arrive alors que l'orifice interne est complètement fermé, et que le col n'a subi aucune modification dans sa partie supérieure, dans son voisinage, et par conséquent dans le segment inférieur. L'ampliation de cette partie de l'organe nous permettra de comprendre l'apparition de l'hémorrhagie à partir du sixième au septième mois de la grossesse, et nous réserverons, pour celles qui paraissent pendant l'accouchement ou à une époque très-rapprochée de ce terme, l'explication que nous venons de considérer comme incomplète et ne rendant point compte de tous les phénomènes. Mais l'étude de ces simples causes mécaniques ne saurait non plus rendre compte

---

[1] *Op. cit.*, obs. 45e, 78e.

[2] Dict. des sc. méd., art. *Métrorrhagie.*

[3] Observation inédite.

de tous les faits recueillis par l'observation clinique, et il faut remonter plus haut dans les recherches scientifiques, admettre un ordre de causes
beaucoup trop négligées par les auteurs, et qui
appartiennent non point à l'état local, à l'organe,
mais à l'état général, à l'économie tout entière,
ou bien au milieu dans lequel nous nous trouvons.
L'hémorrhagie pourra ainsi se produire de trois
manières suivant l'action de trois ordres de causes,
qui pourront souvent se confondre, s'associer,
se succéder, se provoquer réciproquement, et qui
nous permettront d'établir la division suivante :

1° Hémorrhagies survenant avant le sixième
mois : causes générales ou accidentelles, quelquefois mais rarement insertion intra-cervicale ;

2° Hémorrhagies survenant après le sixième
mois et jusqu'au neuvième : causes générales ou
accidentelles, distension et ampliation du segment
inférieur ;

3° Hémorrhagies survenant pendant l'accouchement ou à une époque très-avancée : causes
générales ou accidentelles plus rares, dilatation
de l'orifice.

Ces divers ordres de causes, nous le répétons,
peuvent se confondre, et doivent même le faire
dans certains cas. Ainsi, les causes générales que
nous avons invoquées s'associent ou provoquent
souvent la distension du segment inférieur : cette

distension , à son tour, sollicitant un commencement de travail , sera puissamment aidée par la
dilatation de l'orifice ; mais comme elles agissent
seules dès le début , voyons quels sont et quels
peuvent être leurs modes d'action.

Lorsque l'hémorrhagie apparaît dès les premiers
mois de la grossesse , comme Rigby, Osiander,
Désormeaux, Burns[1], Villeneuve en rapportent des
exemples , la perte de sang ne peut être expliquée
que par l'insertion intra-cervicale , le placenta
jouant le rôle de corps étranger et déterminant la
dilatation du col , ou bien encore plus souvent par
une de ces causes générales ou accidentelles que
les auteurs étudient habituellement en traitant de
l'avortement ou des hémorrhagies utérines.

L'hémorrhagie des premiers mois n'appartient
point à la cause spéciale, à la cause inévitable ,
comme l'ont dénommée Rigby[2] et Duncan-Stewart[3],
mais reconnaît les mêmes causes que les hémorrhagies utéro-placentaires. Les prédispositions
inhérentes à la texture des vaisseaux placentaires ,
la pléthore générale ou locale, les congestions
utérines passives , la faiblesse générale ou locale
(Rigby), les émotions morales vives , les secousses

[1] *Op. cit.* , p. 232.
[2] *Op. cit.* , p. 13.
[3] Trad. par M^me Boivin, p. 215.

répétées , le décollement du placenta produit par
une chute (Mme. Lachapelle) , des violences extérieures (Duparcque), un exercice pénible (Rigby),
l'hémorrhagie elle-même ( Velpeau), diverses altérations du placenta , la contraction normale et
pathologique de l'utérus , etc., etc., seront tout
autant de causes qui seront favorisées par la position déclive du placenta et la stase du sang dans
les vaisseaux utéro-placentaires ( Jacquemier).

Ces causes peuvent aussi être sollicitées par le
décollement du placenta , ce déplacement ne s'opérant point en général sans que la partie inférieure
de la matrice n'en soit plus ou moins irritée , sans
qu'elle ne devienne bientôt le siége d'un afflux ,
d'une congestion plus ou moins prononcée , et ,
dès-lors , la cause efficiente générale des pertes
s'ajoute à la cause particulière constituée par la
présence du placenta sur le col.

Ces deux causes , quoique existant souvent ensemble , peuvent cependant exister isolément. Si
la première amène presque toujours la deuxième ,
il n'est pas impossible que celle-ci seule persiste ,
et persiste au point de faire naître le danger le plus
imminent, en se combinant nécessairement avec
l'autre.

Dans ces cas, le retour de l'hémorrhagie, attribué à des décollements successifs du placenta et
produit ordinairement plus tard par cette cause

spéciale, pourrait encore, comme dans les hémorrhagies utéro-placentaires, revenir par la persistance du molimen hémorrhagique ou des autres
causes prédisposantes.

Dans cette première division, le décollement du
placenta est l'effet de l'hémorrhagie elle-même.
Sous l'influence de la fluxion sanguine, l'arrière-
faix irrite cette région de l'utérus à laquelle il
adhère : de là, — *ubi stimulus, ibi fluxus*, — congestion sanguine locale, véritable molimen hémorrhagique comme dans le flux menstruel ; le sang
alors distend les vaisseaux, et, faisant effort pour
sortir, presse contre le placenta, rompt peu à
peu les adhérences et s'échappe au-dehors. Cette
théorie du molimen hémorrhagique, admise par
Mmes. Boivin, Lachapelle, M. Velpeau, et dont
M. Désormeaux réclame la propriété, est parfaitement, ce me semble, applicable au cas que nous
examinons, et bien préférable à celle de Leroux
de Dijon, d'Alph. Leroy, de Rigby, Jacquemier et
autres, qui admettent que le placenta est toujours
détaché d'une manière purement mécanique et
par suite du tiraillement auquel il est soumis pendant les derniers mois de la gestation et le travail
de l'accouchement. Les bouches des sinus utérins,
alors largement ouvertes dans la région placentaire
de l'utérus, restent béantes et versent continuelle-
ment, tant qu'une cause quelconque ne vient pas y

mettre obstacle, soit en les bouchant, soit par le resserrement de leur orifice.

Cette dernière explication, toute mécanique, trouve son application dans les deux autres séries que nous avons cru devoir établir. En effet, lorsque le placenta est inséré sur le segment inférieur de l'utérus, le décollement est produit par le tiraillement exercé sur les vaisseaux placentaires, et ceci d'une manière facile à comprendre, si on note d'une part l'étroitesse de la cavité formée par la partie inférieure de l'organe, la largeur du placenta qui la recouvre en grande partie et l'ampliation de cette cavité, plus étendue, plus rapide que lorsque l'utérus se développe de haut en bas, de sa partie spacieuse vers sa partie étroite; de l'autre, la différence de l'époque du développement du placenta et de l'utérus. Le développement du délivre est, en effet, beaucoup plus rapide dans les six premiers mois que dans les trois derniers. Quand il est inséré au fond de l'utérus, le développement est simultané; mais s'il est placé à la partie inférieure, l'accroissement du placenta est à peu près complet lorsque s'opère l'extension du corps inférieur de l'organe. Le placenta ne peut plus participer à cette extension rapide, et suivre jusqu'à son plus grand développement l'élargissement de la paroi sur laquelle il est implanté: il s'étale de son centre à sa circonférence, les sillons inter-cotylédonaires s'élargissent, ses différents lobes sont fort écartés; mais si l'agrandissement de la cavité continue, le tiraillement est porté peu à peu à l'extrême, les vaisseaux utéro-placentaires finissent par céder, se rompent, et de là production de l'hémorrhagie.

Cette explication du mécanisme de l'hémorrhagie est loin d'embrasser tous les cas, et nous allons successivement passer en revue les diverses anomalies que peut présenter cette deuxième série de faits.

1° L'insertion du placenta sur le segment inférieur n'est pas toujours une cause inévitable de décollement, soit que le tiraillement qu'éprouve l'œuf soit gradué et lent, que sa substance soit plus extensible, que ses différents lobes puissent s'isoler, ainsi que cela a lieu chez les animaux et qu'on l'a quelquefois observé dans des placentas humains, ou bien que les cotylédons puissent s'écarter, comme le veut M. Nœgelé, soit enfin que les causes générales que nous avons signalées ne soient pas venues joindre leur puissance active. La grossesse suit son cours, l'hémorrhagie ne survient qu'au moment où l'orifice interne s'entr'ouvre: la perte alors est due à la dilatation du col, à l'ouverture de l'orifice interne, et les écoulements sanguins qui surviennent quinze ou vingt jours avant le terme de la grossesse reconnaissent ordinairement cette cause, puisque nous avons admis que l'orifice interne peut s'ouvrir vers la fin du huitième mois ou le commencement du neuvième. Ici, l'explication donnée par Levret, acceptée par tout le monde comme la seule cause du décollement du placenta, est complètement exacte.

2° Le placenta peut recouvrir le segment inférieur et l'orifice interne. Dans ces cas, la distension de ce segment est d'abord la cause du décollement; mais lorsque, après une ou plusieurs manifestations de l'hémorrhagie, le travail se déclare prématurément ou à terme, à la première cause vient se joindre la deuxième. Dans sa 101e observation, Rigby rapporte l'histoire d'une femme chez laquelle l'hémorrhagie, s'étant manifestée au huitième mois, ne reparut, mais avec la plus grande abondance, qu'au commencement du travail. Si l'orifice interne n'est recouvert que par un point peu étendu de la circonférence du placenta, en s'ouvrant le col peut entraîner le décollement; mais si la perte n'est pas assez abondante pour provoquer le travail ou exiger la terminaison de l'accouchement, la portion du placenta décollé s'atrophie, et les vaisseaux utéroplacentaires, d'abord fermés par des caillots, deviennent tout-à-fait imperméables.

3° L'hémorrhagie, après s'être produite plusieurs fois dans le courant de la grossesse, peut cesser définitivement, et l'accouchement avoir lieu à terme sans qu'elle se produise. La dilatation du col ne saurait ici être invoquée, et, pour expliquer la suspension de l'hémorrhagie, il faut admettre que l'ampliation du segment inférieur, en amenant le décollement des portions successives du placenta, surtout des parties qui avoisinaient le centre, a pu porter le reste du gâteau placentaire assez loin pour que la dilatation de cet anneau ne porte point sur les parties adhérentes à un lieu voisin, mais plus élevé.

Le placenta pourra enfin se trouver greffé sur le col lui-même. Dans ces circonstances ou dans les cas d'insertion centre pour centre, l'hémorrhagie est dite inévitable. La dilatation rapide et, pour ainsi dire, saccadée de l'orifice rompt nécessairement ses liens, le déracine en partie, souvent même en totalité. Mais la perte peut encore ici offrir quelque variation : d'abord, quant à l'époque de son apparition, le décollement du placenta aura lieu à l'époque où l'orifice interne s'ouvre pour fournir à l'ampliation de l'utérus, et alors l'hémorrhagie rentre dans le cas précité et survient quinze, vingt jours avant l'accouchement ; ou bien, si cet orifice reste fermé jusqu'à la fin, seulement au moment du travail, lors de la dilatation nécessaire pour l'accomplissement de l'acte de la parturition.

Quant à son apparition elle-même, nous l'avons déjà dit, lorsque le placenta recouvre l'orifice par sa circonférence ou par un point qui en est peu éloigné, après des hémorrhagies successives, l'hémorrhagie ne se reproduit pas. Au moment du travail, la portion du placenta voisine du col est décollée, s'est atrophiée, et les vaisseaux utéro-placentaires bouchés par des caillots sont devenus imperméables.

Enfin, quelquefois l'hémorrhagie, après s'être montrée plusieurs fois pendant les derniers mois de la grossesse sans en interrompre le cours, ne se reproduit plus pendant le travail lorsque le placenta continue à recouvrir l'orifice interne de la matrice, et qu'il est poussé en partie ou en totalité au-devant du fœtus à mesure que la dilatation fait des progrès.

A l'appui de ce singulier travail, signalons les faits cités par Leroux, Smellie, Baudelocque, Walter, Mercier, Labayle, Baudelocque neveu, Gendrin, Chapman, Perfect, Ransbotham, Lee. Ingleby, etc., etc.

Mais toutes ces observations, semblables quant au résultat, diffèrent un peu par le mécanisme et les circonstances qui les ont accompagnées. Dans les unes, le décollement du placenta inséré centre pour centre s'est accompagné dès le début du travail de perte légère, il est vrai, mais dont la suspension

ne s'est opérée que par les progrès du travail lui-
même et de l'évolution du fœtus ; dans les autres,
au contraire, à part des hémorrhagies qui ont eu
lieu pendant la grossesse, le travail a pu s'établir
et se continuer sans accident aucun. Laissons un
moment les premiers faits, que nous examinerons
à propos des terminaisons , et examinons les
seconds , qui appartiennent à Walter , Mercier ,
Baudelocque neveu , Gendrin.

Walter, après avoir observé le fait d'une femme
ayant des pertes pendant la grossesse dues à l'insertion du placenta centre pour centre sur le col,
et avoir assisté à l'expulsion du délivre et à la
terminaison du travail sans hémorrhagie aucune,
donne l'explication suivante : « Il y a probablement
» dans ces cas une communication plus large et plus
» facile entre les radicules veineuses et artérielles,
» de sorte que le sang peut passer des artères dans
» les veines sans s'écouler au-dehors [1]. »

Mercier cite deux observations : la première
manque de détails suffisants, et la seconde nous
fournit un exemple d'hémorrhagie suspendue par
l'évolution du fœtus , évolution cependant qui s'est
faite par l'extrémité inférieure. Cet auteur n'en
persiste pas moins à regarder ces cas comme extra-
ordinaires, et suppose pour les expliquer que les

[1] Walter, *De morbis peritonei et apoplexiâ*, p. 32.

vaisseaux de l'utérus étaient dans un état de constriction, de perversion de la sensibilité, capable
de s'opposer au cours du sang [1].

Baudelocque neveu [2] et M. Gendrin [3] ont recueilli
chacun une observation, mais dans l'un et dans
l'autre cas le fœtus était mort depuis un temps plus
ou moins long. Ces deux auteurs invoquent aussi
ce résultat comme cause de l'absence de l'hémorrhagie. Par suite de la mort, la circulation utéro-
placentaire cesse d'avoir lieu, le sang arrêté dans
les vaisseaux se coagule, ceux-ci se resserrent,
s'oblitèrent même; il n'arrive plus que le sang nécessaire à la nutrition de la mère; le stimulus qui
en appelait une plus grande quantité n'existe plus,
et c'est pour cela que la dilatation de l'orifice peut
se faire sans hémorrhagie, parce que les vaisseaux
qui unissent ses bords au placenta sont desséchés.

Les deux premières explications sont tellement
hypothétiques qu'elles ne pourraient actuellement
être discutées; quant à celle que nous venons
d'exposer, et que M. Cazeaux reproduit en l'attri-
buant à M. Moreau, comme la plus rationnelle,
elle n'est pas toujours très-exacte. Il faudrait prou-

[1] Mercier. — Les accouchements où le placenta se trouve
apposé sur le col de la matrice, sont-ils constamment accompagnés d'hémorrhagie? — Journ. gén. de méd., T. LV.

[2] Hémorrh. int. de l'utérus, p. 351.

[3] Traité de méd. prat., T. II, p. 225.

ver que, dans tous ces cas d'enfant mort, le sang se coagule et que les vaisseaux se resserrent et s'oblitèrent, ce qui n'arrive point; car l'expulsion d'œufs avortés conservés long-temps dans l'utérus après la mort de l'embryon, et la délivrance après l'accouchement de fœtus putréfiés, sont toujours accompagnés d'un écoulement sanguin, souvent à la vérité moins abondant et plus tôt tari [1]. A l'encontre de cette théorie, M. Chailly rapporte un cas où le placenta, après la mort du fœtus, continua à se développer pendant plusieurs mois, et s'accompagna au moment de son expulsion d'une hémorrhagie utérine assez grave [2]. Si nous avions à nous prononcer, nous admettrions que si l'accouchement a pu se faire sans accident, c'est que le placenta avait été complètement décollé (ce qui est prouvé par les hémorrhagies antérieures au travail), ou au moins qu'il l'avait été d'un côté jusqu'au-delà de l'orifice utérin, de manière que la dilatation a pu s'opérer sans étendre davantage le décollement, et que les vaisseaux utéro-placentaires avaient été fermés par du sang coagulé, puis plus tard par un travail d'oblitération [3]. Cette explication est d'ailleurs amplement confirmée par l'examen du

---

[1] Jacquemier, T. II, p. 240.
[2] Chailly, Traité complet des accouchements, p. 261.
[3] Jacquemier, loc. cit.

placenta fait par M. Gendrin et la présence d'un foyer sanguin au centre même de l'organe [1].

Après avoir étudié les différents mécanismes de l'hémorrhagie pendant la grossesse et le travail, et avoir constaté qu'elle est toujours due à la rupture des vaisseaux utéro-placentaires, partant que son origine est toute maternelle, nous avons à nous demander si la circulation fœtale n'est pas quelquefois aussi compromise et atteinte.

Les anciens accoucheurs, Portal entre autres, admettant une communication directe des vaisseaux de la mère et du fœtus, expliquaient la perte par la déchirure de ces mêmes vaisseaux, et assimilaient cette hémorrhagie aux hémorrhagies traumatiques.

Cette théorie est, depuis long-temps et à juste titre, tombée dans l'oubli ; car, depuis qu'il est admis qu'il n'existe aucune communication directe entre les deux circulations, elle manquait complètement de base.

Mais si la déchirure ne s'opère point d'abord aux dépens de ces vaisseaux, le placenta une fois décollé, le sang ne pourrait-il pas s'échapper par les ramifications de la veine ombilicale ? Levret [2], Lemoine [3], traducteur de Burton, Leroux [4], ont

[1] Gendrin, *loc. cit.*
[2] Accouchements laborieux, p. 69.
[3] Traduct. de Burton, T. II, p. 86.
[4] Ouvr. cit., p. 103.

pensé qu'il pouvait en être ainsi, et qu'alors le fœtus
périssait d'hémorrhagie, ou du moins succombait
en grande partie sous l'influence de cette cause. Le
défaut d'anastomoses, l'examen de l'enfant, qui
devrait alors être exsangue, déposent complètement
contre cette manière de voir, et en attendant de
nous expliquer à propos du pronostic sur cette prétendue anémie du nouveau-né, citons une observation que nous devons à l'obligeance de M. le
professeur Villeneuve[1], et qui confirmera l'opinion
que nous professons.

*Deuxième observation.* — La nommée Joséphine
\*\*\*, âgée de 24 ans, enceinte pour la deuxième
fois, est entrée à la maison d'accouchements le 8
juillet 1842. Cette femme, d'un tempérament sanguin, a éprouvé pendant le cours du sixième mois
de cette grossesse une légère hémorrhagie qui a
duré huit jours.

1er juillet. Hémorrhagie abondante (repos, réfrigérants, saignée de 400 grammes, boissons
acidules).

4. Écoulement séro-sanguinolent.

5 et 6. Même état.

Le 7, à une heure après midi, nouvelle hémorrhagie très-abondante (réfrigérants et boissons
froides) : affaiblissement très-grand.

Le 8, l'hémorrhagie continue, et l'on peut

[1] Obs. communiquée par M. le docteur Serra, de Marseille.

reconnaître par le toucher que le placenta était inséré sur le col : alors on applique le tampon , et l'on se décide à faire transporter la malade à l'hôpital , où elle arrive à une heure du soir. Face pâle , pas de chaleur à la peau , pouls faible et fréquent , nausées : on retire le tampon , et le toucher fait reconnaître une dilatation d'un pouce et demi entre les lèvres du col et les lobes du placenta. La présentation ne peut être reconnue à l'aide du toucher. On se décide à pratiquer la version ; les membranes sont rompues , et l'on constate en même temps une deuxième position du vertex. La version a été signalée par une fracture de l'humérus droit ; la délivrance a été faite à l'aide de la main : la mère est morte quelques heures après. L'enfant, du sexe masculin , a été retiré mort; il pèse 3900 grammes et présente sur toute la surface du corps une couleur violacée : cette couleur est plus prononcée à la face. En l'autopsiant, on trouve les deux ventricules du cœur distendus par du sang noir (la distension du cœur est telle que le sang suinte à travers les parois musculaires du ventricule gauche), les poumons violacés et imperméables.

On reconnaissait la portion du placenta qui avait recouvert l'orifice utérin , à sa couleur violacée et à quelques petits caillots sanguins attachés à sa surface. Les vaisseaux placentaires étaient distendus et gorgés de sang , surtout les vaisseaux ombilicaux : le cordon ombilical était violacé.

A l'autopsie de la mère, on reconnut que l'insertion placentaire avait eu lieu en avant et en bas , et que le rebord inférieur de cet organe se trouvait au niveau de l'orifice interne.

Une injection poussée préalablement fit reconnaître deux artères utérines d'un diamètre de 1 millimètre et demi chaque , déchirées au niveau du bord utérin , et qui laissaient échapper dans le vagin la matière de l'injection.

## CHAPITRE TROISIÈME.

L'étude complète du mécanisme et des sources de l'hémorrhagie due à l'insertion vicieuse nous permettra actuellement , tout en conservant la division déjà adoptée, de parcourir rapidement les divers phénomènes par lesquels elle se manifeste ou dont elle s'accompagne, soit durant la grossesse, soit pendant le travail de l'accouchement.

Selon Stein , Nœgelé, Mme. Lachapelle et la plupart des auteurs , une hémorrhagie utérine débutant pour la première fois du sixième au septième mois , indique d'une manière presque infaillible la position vicieuse de l'arrière-faix.

Les variations que nous avons signalées dans l'époque de son apparition , et que nous avons rapportées à un genre de causes beaucoup trop négligé

par les auteurs qui ne s'occupent que de la question mécanique, ont été expliquées par le degré
plus ou moins considérable d'insertion du placenta
sur l'utérus. « L'époque à laquelle les hémorrha-
»gies se déclarent habituellement, écrit M. Nœgelé,
»peut être déjà regardée comme un signe impor-
»tant. Lorsque le placenta est implanté sur l'ori-
»fice utérin, l'hémorrhagie apparaît ordinairement
»plus tôt, mais plus tard, au contraire, lorsqu'il
»est inséré sur le voisinage. Dans ce cas, l'hémor-
»rhagie n'a lieu assez souvent qu'au terme normal
»de la grossesse, et même seulement au commen-
»cement du travail [1]. »

Sans chercher à comprendre le mécanisme de
l'hémorrhagie tel que l'expose Nœgelé, il est impossible d'accepter cette explication, et de rap-
porter l'époque variable de l'hémorrhagie à cette
cause purement mécanique. Malgré l'opinion de
Stein, Nœgelé, Gendrin, je crois à l'action d'une
cause générale, d'un molimen provoqué par une
des nombreuses causes que j'ai déjà signalées, et
qui, agissant par sa propre puissance ou se combinant avec la distension du segment inférieur
ou du col, produit l'hémorrhagie à telle ou telle
époque de la grossesse, et explique comment, le
placenta étant inséré seulement par son bord sur

[1] Nœgelé, Manuel d'acc., annoté par Jacquemier, p. 131.

7

l'orifice, la perte est devenue rapidement inquié-
tante (Osiander [1], Rigby [2], Mme. Lachapelle [3],
Dubois [4]), alors que, dans le cas d'insertion centrale, l'hémorrhagie n'a eu lieu qu'à la fin du neuvième mois, lors du commencement ou de l'établissement complet du travail de la parturition
(Petit [5], Levret [6], Rigby [7], D.-Stewart [8], Joubert
de Lamotte [9], Duparcque [10]).

Cette même cause nous a servi à expliquer les
hémorrhagies qui pouvaient se produire pendant
les premiers mois de la grossesse, les avortements
qui en étaient la conséquence, sans qu'on puisse
alors invoquer les rapports du placenta et de
l'utérus. Mais les auteurs qui l'ont rejetée se sont
surtout fondés sur ce caractère attribué par eux
à l'hémorrhagie par insertion : son apparition
toujours sans symptômes précurseurs, sans cause
occasionnelle manifeste, pendant le repos le plus
absolu, le sommeil même (Jacquemier, Mme.
Lachapelle).

[1] Ouvr. cit.
[2] Obs. 26.
[3] Chap. xi, § 3.
[4] Gaz. des Hôp., N° 1.
[5] Hist. de l'Acad. des scienc. (déjà cité).
[6] Déjà cité, obs. 17 et 18.
[7] Obs. 10.
[8] Obs. 4.
[9] Journal de Roux, 1717.
[10] Mém. cit.

S'il est vrai , comme cela arrive souvent, que
la perte s'annonce sans prodromes, sans aucune
douleur antécédente ou concomitante, quelquefois
les femmes ressentent de légères coliques utérines
au moment de la production de l'hémorrhagie,
soit à sa manifestation initiale, soit au retour de
ses récidives. « Ces coliques se montrent surtout
»quand l'hémorrhagie se manifeste avec une grande
»intensité ; il n'est pas même alors très-rare que
»des douleurs gravatives aux lombes, à l'hypo-
»gastre , se prolongeant jusque dans les cuisses,
»arrivent comme prodromes de la perte , et l'on
»est fondé à penser que cette condition qui se re-
»marque dans les autres hémorrhagies , soit à l'état
»de vacuité, soit à l'état de gestation, est devenue
»une cause probablement déterminante de l'hé-
»morrhagie, qui , sans cette circonstance, ne se
»serait développée qu'à une époque plus avancée
»de la gestation [1]. »

Nous pouvons ajouter à ces manifestations d'une
cause générale l'influence des causes accidentelles
qui, d'après les faits que nous avons déjà mentionnés dans le chapitre précédent, ont pour effet
de déterminer une contraction brusque et éncr-
gique de l'utérus, par suite de laquelle une partie
du placenta se décolle. Provoquée par cette in-

[1] Gendrin, *loc. cit.*

fluence, l'apparition du sang aux parties génitales externes est souvent précédée par un accès fébrile, par un craquement et un sentiment de déchirure[1].

L'hémorrhagie est toujours externe, et la perte de sang suit toujours d'assez près le décollement du placenta. Dans quelques cas rares, par suite de la disposition des parties, du déplacement du col (26e *obs.* de Rigby), l'hémorrhagie peut être suspendue, et trouvant plus tard, par suite de la présence d'un caillot obturateur, quelque difficulté à se frayer un passage au-dehors, tendre à refluer dans la cavité utérine; mais cet effet n'est jamais porté au point de mériter le nom d'*hémorrhagie interne*, malgré l'opinion de M. Velpeau, qui pense que dans quelques cas, surtout dans une première grossesse, « quand l'utérus est fortement »incliné en avant, le col est parfois si peu ouvert »et tellement peu élevé, que le sang peut s'accu- »muler au-dessous en certaine quantité et pro- »duire une sorte d'hémorrhagie interne[2]. »

Nous adoptons, sans hésiter, l'opinion contraire de Mme. Lachapelle, et croyons avec Désormeaux que les cas d'hémorrhagies internes invoqués par quelques auteurs sont dus à l'arrêt du sang, soit par la tête du fœtus qui appuyait sur l'orifice et faisait office de tampon, soit par un caillot qui avait

[1] Mme. Lachapelle, *loc. cit.*, p. 355.
[2] Velpeau, T. II, p. 655.

contracté une adhérence intime avec les parois de l'utérus. Cette dernière cause, ajoute cet auteur, me paraît d'autant plus probable que, dans un cas unique où j'ai vu cette hémorrhagie interne avoir lieu en même temps que le placenta était implanté sur le col de l'utérus, il était évident que le sang ne pouvait être retenu que par un caillot [1].

Le sang s'écoule quelquefois goutte à goutte, quelquefois d'une manière plus abondante; il a tantôt la couleur rouge foncé du sang veineux (la perte serait ordinairement veineuse d'après Jacquemier), tantôt celle du sang artériel. Il se coagule en partie dans le vagin et s'écoule en partie au-dehors à l'état liquide. La tendance à la coagulation n'en est pas moins un des caractères de cette hémorrhagie, et cette observation faite par tous les auteurs, qui signalent le vagin rempli de concrétions sanguines, renverse l'opinion de Dewees, qui note la couleur plus vermeille du sang dans le cas d'implantation sur le col, et la présence de caillots, comme possible seulement lorsque la perte dure déjà depuis long-temps ou est sur le point de cesser.

Quant à la quantité de sang, les auteurs ont noté le peu d'abondance et la courte durée de l'hémorrhagie lorsqu'elle survient dans le septième ou

[1] Désormeaux, Dict. des scienc. méd., art. *Métrorrhagie*.

huitième mois, et la facilité avec laquelle elle cesse par le repos, pour reparaître il est vrai dans quelques jours, mais avec plus d'abondance.

La perte est ordinairement d'autant plus forte, que la femme est plus près du terme de la gestation, ce qui serait facile à expliquer par la plus grande étendue du décollement qui se fait à cette époque; mais quelquefois cependant elle survient dès la première apparition et à une époque peu avancée de la grossesse avec une rapidité et une abondance telles, qu'elle met en danger la vie de la femme au bout de quelques instants. Désormeaux l'a vue survenir chez une dame une première fois au milieu du cinquième mois, puis se renouveler avec une telle violence vers le commencement du sixième, qu'il fallut pratiquer l'extraction du fœtus pour sauver la vie de la mère. Rigby (45e obs.) cite un cas analogue au cinquième mois; et il nous serait facile de citer des cas d'avortement ou d'hémorrhagie au sixième ou au septième mois nécessitant l'intervention active de l'art.

Les différences quant à la quantité de sang écoulé ont été encore expliquées par le rapport des organes; mais nous avons déjà dit ce que l'on devait penser de ce prétendu mécanisme, et le peu d'influence qu'il devait exercer sur ces deux caractères de l'hémorrhagie.

L'hémorrhagie se suspend ordinairement pour

se reproduire ensuite, et avec plus d'abondance ,
à des intervalles qui peuvent varier, mais qui semblent se rapprocher d'autant plus que la femme
se rapproche du terme de la gestation ; circonstance que l'on peut expliquer par la persistance
du molimen , ou bien encore par la dilatation du
col venant se joindre au développement du segment inférieur de l'utérus. La perte est ordinairement de plus en plus copieuse, de plus en plus
rapide , à mesure que les récidives se reproduisent ;
quelquefois elle se suspend momentanément au
moyen de caillots qui obstruent la capacité du
vagin , mais ne tarde pas à reparaître et à devenir
de plus en plus forte ; d'autres fois, nous l'avons
vu , elle apparaît tout-à-coup et se montre sur-le-
champ menaçante.

Cette marche intermittente est la plus habituelle ; il n'est pas rare cependant que l'hémorrhagie continue avec peu d'abondance d'une manière chronique ou sans interruption , ou au moins
avec des interruptions qui ne seraient pas com-
plètes et qui ne seraient marquées que par les
exacerbations de la perte elle-même.

Rarement assez considérable ou assez prolongée
pour mettre en danger les jours de la femme dès
la première apparition, à mesure qu'elle se réitère
et que les récidives deviennent de plus en plus
nombreuses , elle finit par constituer une hémor-

rhagie presque continue. Dans ce dernier cas, les malades ne tardent point à s'affaiblir d'une manière effrayante, et la pâleur des traits, la bouffissure, l'œdème, la langueur, une excessive facilité à éprouver des syncopes, quelquefois un état fébrile qui se renouvelle par des frissons, avec des douleurs dans l'abdomen ou le thorax, de manière à simuler l'invasion d'une péritonite ou d'une pleurésie, constituent les phénomènes que l'on remarque quand la marche de la maladie offre une certaine lenteur.

La reproduction ou l'apparition d'une hémorrhagie plus ou moins abondante jette, au contraire, rapidement la femme dans un état de faiblesse qui se traduit, comme pour toutes les autres hémorrhagies, par des syncopes, la dépression et la petitesse du pouls, la pâleur générale, les accidents spasmodiques. Quelquefois même, dès son début, elle est si rapide, si alarmante par son abondance et par les accidents généraux dont elle devient la source, que quelques heures suffisent pour ravir l'existence à la mère et à l'enfant. Rapide dans ce dernier cas, elle est souvent précédée dans les autres de douleurs de reins, de frissons spasmodiques, d'un sentiment de tiraillement à l'épigastre ; quelquefois enfin, dans les derniers moments, de quelques accès d'hystérie [1] ou même de mouvements convulsifs [2].

[1] Duncan-Stewart, *op. cit.*, p. 254.
[2] Hipp., Mauriceau, Levret, cités par Mme Lachapelle, p. 387.

La perte n'a pas toujours les effets fâcheux que nous venons de signaler, et tend le plus souvent, quand elle est abondante, à ramollir le col, le dilater et amener le travail de la parturition.

Selon M. Gendrin, ce travail ne commence le plus souvent que lorsque les signes de l'interruption de la grossesse par la mort du fœtus sont déjà évidents, et que cette mort a fait cesser ou tend à faire cesser l'hémorrhagie. Mais cette assertion n'est pas fort heureusement très-exacte.

L'hémorrhagie détermine souvent un travail prématuré, qui peut amener l'accouchement naturel si les conditions sont favorables et de la part de la mère et de la part du fœtus, mais qui le plus souvent doit être opéré artificiellement.

Nous avons déjà signalé dans le mécanisme le cas heureux où cette hémorrhagie ne survient qu'au terme de la grossesse, se suspend après une ou plusieurs apparitions pour ne plus reparaître qu'au moment du travail ou même manquer à ce moment-là ; ceux, au contraire, où elle se complique des changements survenus par la dilatation de l'orifice lui-même ; et nous arrivons actuellement à l'influence du travail sur l'hémorrhagie et de l'hémorrhagie sur le travail.

La dilatation de l'orifice interne peut avoir lieu seulement à l'époque de l'accouchement, ou bien être sollicitée par la reproduction fréquente de l'hé-

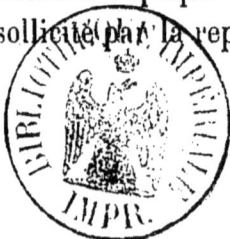

morrhagie, son apparition abondante dès le début
( 4° *obs.*). L'orifice s'entr'ouvre sous l'influence
des douleurs : celles-ci, faibles dès le commencement comme au début de tout travail naturel, produisent un écoulement de sang d'abord faible et ne
menaçant pas les jours de la femme ; mais bientôt
elles revêtent, par les progrès du travail , des caractères qui, tout en affaiblissant la femme et en
amenant l'inertie, peuvent inspirer des inquiétudes
très-sérieuses. Cette hémorrhagie ( chose remarquable , et contrairement à toutes les autres pertes
de sang qui ont lieu par les organes génitaux de la
femme) augmente pendant les douleurs et diminue
dans les intervalles des contractions.

Cette anomalie dans le mécanisme, anomalie qui
n'existe cependant que jusqu'à l'époque de la rupture de la poche des eaux , pourrait être expliquée
de la manière suivante :

Dans les cas de décollement du placenta inséré
normalement, la matrice, en se contractant, oblitère les vaisseaux, soit par le resserrement de son
propre tissu , soit par la compression qu'exercent
sur eux les parties renfermées dans sa cavité ; mais,
dans le cas qui nous occupe , les contractions, opérant la dilatation du col , détruisent de plus en plus
les adhérences vasculaires qui l'unissent au placenta , et multiplient les sources de l'hémorrhagie.

Ce signe , regardé par Rigby et autres comme

d'une très - grande valeur, n'existe qu'avant la rupture des membranes; car, après l'écoulement des eaux, la tête du fœtus ou la partie qui se présente, pressant sur l'orifice pendant les contractions, empêche le sang de s'écouler en ce moment et tend à rapprocher cette partie des hémorrhagies ordinaires.

Les rapports du placenta et du col ont été ici invoqués, mais avec plus de bonheur il faut l'avouer, pour expliquer l'influence de l'établissement de la parturition sur la marche du travail.... Si l'insertion est centrale ou voisine du centre, chaque contraction augmente la perte de sang, qui diminue ou se suspend pendant l'intervalle des contractions;..... l'extravasation sanguine, dans ce cas, devient plus rapide et plus considérable à mesure que le col se relâche, se dilate, et que le placenta, repoussé par les eaux de l'amnios, forme une saillie plus grande par son orifice. Il n'y a point alors de poche des eaux, ou plutôt elle est entièrement formée par le placenta, qui a généralement plus d'étendue que l'orifice de la matrice entièrement dilaté.... L'œuf ne pouvant se diviser que très-difficilement, parce que la partie du chorion qui porte les vaisseaux ombilicaux est très-résistante, le travail se prolonge outre-mesure, les contractions utérines se succèdent inutilement, finissent même par diminuer de force, d'autant plus que le sang que perd la mère contribue à l'affaiblir.... A la division successive de la totalité ou du plus grand nombre de vaisseaux utéro-placentaires se joint l'inertie de la matrice, et la femme ne tarde pas à succomber si elle n'est promptement secourue. Or, dans ces cas extrêmes, l'intervention de l'art est loin d'assurer constamment son salut.

Les mêmes circonstances peuvent se présenter dans tous les autres cas. Si une quantité minime de sang n'altère pas les forces de la femme, lorsque la quantité de sang perdu augmente par degrés, cette perte jette dans un état de prostration extrême toute l'économie de la femme, mais spécialement l'organe dont le sang est directement soustrait ; la matrice alors se contracte très-peu, les douleurs deviennent presque insensibles et cessent même complètement, la dilatation de l'orifice ne fait plus de progrès, l'accouchement naturel est devenu dès-lors impossible, et, si l'art ne vient au secours de la nature, le fœtus et la mère sont voués à une mort certaine.

Telle est ordinairement la terminaison fatale de l'hémorrhagie, quand la maladie est abandonnée à elle-même et que l'art n'intervient pas. Cependant la nature a parfois des ressources inespérées, et ses efforts conservateurs peuvent se manifester jusque dans ses écarts pour les réparer ou pour

leur donner une issue moins funeste. Dans quelques circonstances, rares à la vérité, elle parvient
à faire cesser la perte, soit par une prompte terminaison de l'accouchement, soit pendant le cours
du travail.

1° La faiblesse n'est pas toujours en rapport
avec la quantité de sang perdue : une perte légère
jette quelquefois la femme dans un état de prostration, tandis que telle autre femme supporte
facilement une perte plus considérable et sans que
des accidents graves viennent augmenter le danger. Alors l'accouchement est quelquefois possible
par les seules ressources de la nature. Si l'orifice
est mou, dilatable, si les douleurs se soutiennent,
si le bassin est bien conformé et que la tête du
fœtus se présente en bonne position, on conçoit
la possibilité d'un accouchement prompt, dont la
nature peut faire les frais avant que l'abondance
de la perte ait étouffé les contractions utérines [1].

Pendant le travail, la partie fait office d'un véritable tampon ; la malade a le temps de reprendre
des forces, les douleurs augmentent, et le travail
se termine aussi naturellement que dans une simple
position.

2° Quand l'insertion est marginale, c'est-à-dire
lorsque le bord arrive près de l'orifice interne, lui

[1] Obs. de Smellie, T. II, p. 352 et 359.

correspond ou s'étend au-delà dans une étendue médiocre, les premières contractions utérines augmentent l'hémorrhagie; mais dès qu'elles acquièrent une certaine intensité et qu'elles commencent à vaincre la résistance du col, l'hémorrhagie cesse d'être augmentée par elle, et bientôt même se suspend complètement : cette suspension arrive aussitôt que, le bord du placenta étant décollé, la poche s'engage et comprime cette partie de l'organe vasculaire. Cette poche est souvent alors irrégulière ; mais, quoiqu'une partie plus ou moins étendue du placenta concoure quelquefois à la former, sa rupture n'est pas entravée et s'opère sur sa portion membraneuse : elle est même entièrement membraneuse lorsque le bord du placenta se rapproche de l'orifice sans le recouvrir....

Le placenta, dans ces cas, au lieu d'être poussé en avant, est déjeté au-dehors, et reste sur les côtés de la partie du fœtus qui s'engage à travers le col. A la modification avantageuse que produit sur l'écoulement sanguin le retrait de l'utérus sur lui-même, s'ajoute l'obstacle plus ou moins efficace apporté à l'extravasation par la partie du fœtus engagée dans le col, et si la vie de la femme n'a pas été compromise antérieurement avant le début du travail et pendant la dilatation, l'expulsion peut s'accomplir spontanément (Mercier, Leroux, Smellie).

Enfin, quelquefois la poche se rompt dans l'intérieur de l'utérus. Si la rupture s'est opérée sur le bord du placenta, les eaux s'écoulent peu à peu, sous l'influence des contractions, sous le segment placentaire décollé, et augmentent sa séparation : ce dernier est alors repoussé sur les côtés, et l'accouchement s'accomplit.... Quelle que soit alors la partie du placenta qui corresponde à l'orifice de l'utérus, l'hémorrhagie ne se montre plus que dans les intervalles des contractions utérines, et encore dans ces cas est-elle peu alarmante et ne peut-elle devenir grave qu'autant que l'utérus tombe dans l'inertie. Si l'enfant s'engage, l'hémorrhagie est suspendue ( Gendrin).

3° Quoique très-solide, la portion du chorion qui recouvre le placenta peut se déchirer et livrer passage, par son centre ou une des parties voisines du centre, non-seulement au liquide amniotique, mais au fœtus. C'est un fait constaté par une observation de P. Portal, de White, et que nous pouvons appuyer sur un fait d'Ingleby et sur un autre qui nous a été récemment communiqué par notre ami le docteur Jacquemet, professeur-agrégé de cette École.

Ingleby, ayant eu occasion de faire l'autopsie d'une femme morte d'hémorrhagie utérine au moment où l'enfant allait être expulsé, trouva la tête de l'enfant engagée dans le vagin et sortie à

travers une déchirure centrale du placenta. Ce
dernier détaché présentait des adhérences considérables à la paroi antérieure, adhérences moins
étendues à la paroi postérieure, et une ouverture
centrale qui s'était étendue jusque sur la membrane interne de l'utérus [1].

Le fait d'Ingleby n'est relatif qu'à une femme
morte sans doute par suite de la violence de l'hémorrhagie, et dans laquelle l'ouverture n'a pas été
assez rapidement faite pour que l'accouchement
ait été possible.... Dans celui que nous devons à
l'obligeance du docteur Jacquemet, l'expulsion a
été possible et la femme a été sauvée : mais citons
ce fait intéressant.

*Troisième observation.* — Le 20 mars 1854,
on apporte à l'Hôtel-Dieu de Lyon la femme D...,
âgée de 31 ans, mère déjà deux fois et alors arrivée
presque au terme de sa grossesse.... D'après les
renseignements communiqués à l'interne de garde
(M. Jacquemet), l'hémorrhagie n'avait pas tari
depuis vingt heures, et avait débuté à la suite
d'une forte indigestion et en même temps que les
premières douleurs de l'enfantement..... Cette
femme, baignée dans son sang, était dans un état
alarmant : face pâle et terreuse, extrémités glacées,
pouls faible et dépressible, prostration extrême...

Par le toucher, on reconnaissait dans l'orifice,

[1] *The lancet*, 1839.

un peu plus entr'ouvert qu'une pièce de deux francs, une petite masse molle, saillante, à travers laquelle on rencontrait, un ou deux centimètres au-dessus, une convexité résistante comme celle de la tête fœtale ; la poche des eaux s'était, disait-on, rompue depuis cinq ou six heures ;.... les douleurs étaient faibles et lentes, et il était bien difficile de reconnaître la position de cette présentation supposée : absence de bruits et de mouvements fœtaux.

Dans l'espoir d'achever la dilatation du col et de rendre les manœuvres possibles, administration de seigle ergoté ;..... la femme est entourée en même temps de soins hygiéniques et mise dans une position convenable.

Malgré l'emploi du seigle, l'hémorrhagie continue, et les douleurs ne se réveillent pas sensiblement. M. Jacquemet porte dans le fond du vagin une injection avec le perchlorure de fer, puis pratique le tamponnement du vagin. Le sang filtre à travers le tampon de charpie et reparaît à l'extérieur..... Nouveau tamponnement avec le pessaire à air de Gariel, et nouvelle prise de seigle ergoté.

Deux heures après, les douleurs reviennent vives et fréquentes ; le pessaire à ballon est alors enlevé, et la tête s'engage, chassant au-devant d'elle des lambeaux que l'on reconnaît à l'extérieur être des débris placentaires. La main, introduite immédiatement après, rencontrait à droite dans le segment inférieur de la matrice, tout-à-fait au

voisinage du col , une masse charnue , irrégulière ,
déchiquetée, que des tractions ménagées ne purent
enlever....... L'hémorrhagie avait presque totalement cessé ; la délivrance fut opérée demi-heure
après par des tractions sur le cordon, et, à
l'examen qui en fut fait , le placenta , incomplet ,
offrait une échancrure occupant près du tiers de
son volume , plus rapprochée du côté gauche.
L'enfant était venu par la tête en première position , et c'était sans doute l'occiput qui avait
amené la perforation. L'hémorrhagie s'arrêta alors
complètement, et, après des soins convenables, la
femme sortit vingt jours après de l'hospice en
assez bon état.

4° L'œuf peut se diviser sur un point élevé ou
à la circonférence du placenta, au-dessus des bords
de l'orifice utérin, et le fœtus pousser au-devant de
lui le placenta , qui peut être expulsé plus ou moins
de temps avant, sans que la vie de la mère soit
nécessairement compromise malgré la prolongation du travail. Un écoulement peu abondant ,
des suspensions prolongées avec des retours mo-
dérés, la mort du fœtus , le décollement plus
ou moins complet du placenta survenu à une
époque assez éloignée du moment de l'accouchement, ont laissé alors quelquefois dans ces cas,
aux ressources de l'organisme , le temps et la force
d'achever son œuvre.

Aux faits rapportés par Deventer, Mauriceau, Lamotte, Smellie, Baudelocque, Ransbotham, Lee, et que nous avons déjà cités, rapportons ceux de Chapmann, Perfect et Merrimann, dans lesquels le placenta fut expulsé trois ou quatre heures avant le fœtus; un cas de M. Collins, où la sortie du placenta a précédé celle du fœtus de dix-huit heures, et enfin le relevé de M. Simpson.

Cet accoucheur distingué a rassemblé 141 faits de ce décollement prématuré, qu'il a classés en quatre catégories.

Dans les faits de la première, qui sont au nombre de 47, il y a eu 41 enfants morts-nés, 10 sur lesquels les renseignements manquaient; mais toutes les femmes, excepté trois, se rétablirent. Dans tous, l'hémorrhagie cessa ou diminua immédiatement après l'expulsion du délivre, bien qu'il se fût écoulé dix heures au plus, dix minutes au moins entre cette expulsion et la naissance de l'enfant.

Dans la seconde (24 faits), il s'est écoulé un peu moins de dix minutes entre l'expulsion du placenta et celle du fœtus : 9 enfants morts-nés, 2 putréfiés, 11 vivants; pas de renseignements sur les 2 autres; les mères se sont rétablies, excepté 3.

Troisième catégorie, 29 observations dans lesquelles l'expulsion de l'enfant suivit immédiatement celle du délivre : 14 morts-nés, 11 enfants vivants ; pas de renseignements sur les autres ; toutes les mères , excepté une , se rétablirent.

Enfin , dans 40 cas , le temps qui a séparé la sortie du délivre n'a pas été noté ; 3 mères seulement moururent et 9 enfants survécurent[1].

De ces faits M. Simpson a cru devoir tirer des conclusions pratiques sur lesquelles nous reviendrons. Notons seulement pour le moment que ce résultat , qui tout d'abord paraît avoir les conséquences les plus fâcheuses pour la mère si on ne réfléchit que l'hémorrhagie est alors arrêtée par la partie du fœtus qui se présente , est généralement très-grave pour ce dernier , comme l'avait déjà constaté A. Paré.

5° Rangeons, enfin, dans une dernière catégorie de faits ceux où , l'œuf ne se divisant pas , membranes , fœtus et placenta se sont échappés ensemble. Ces faits fréquents, en tant qu'avortements, se présentent cependant à une époque plus avancée , et le docteur Marson a eu occasion d'en observer un au huitième mois de la grossesse [2].

Le fœtus expulsé, l'hémorrhagie s'arrête pour l'ordinaire spontanément. La matrice, débarrassée du corps qu'elle contenait , revient sur elle-même , se contracte , par là comprime et plisse les vais-

---

[1] *The Monthly and Edimburg journal.* ( Extrait de la *Gazette médicale* , 1846. )

[2] *The London medic. gazett.,* ann. 1835.

seaux, bouche leurs orifices et enlève ainsi au sang
toute issue.

Cependant la perte ne cesse pas toujours après
l'accouchement: la cause efficiente n'existe plus;
mais une nouvelle cause dépendant de cette dernière et tout aussi puissante peut renouveler les
accidents. Par suite, en effet, de l'affaiblissement
extrême qu'entraîne une perte abondante, la matrice
peut être jetée dans un tel état d'inertie qu'elle n'ait
plus la force de se contracter. Les orifices de ses
vaisseaux restent largement béants, et laissent le
sang s'écouler au-dehors d'une manière pour ainsi
dire passive. L'hémorrhagie continue alors, ou,
après avoir cessé quelques instants, se renouvelle
avec tous ses symptômes effrayants, et le danger
devient plus grand que jamais.

Examinons actuellement l'influence de l'hémorrhagie sur le travail.

L'exploration immédiate de l'utérus, pendant les
hémorrhagies dont il est question, ne fait rien reconnaître d'insolite dans la plupart des cas, quant
à l'état du col, tant que le travail n'est pas établi :
ce n'est que lorsque l'hémorrhagie est considérable qu'une certaine flaccidité des lèvres amène
un peu de dilatation de l'orifice, qui n'est entr'ouvert de manière à y passer le doigt que lorsque le
travail de l'accouchement se prépare.

Ce travail s'annonce par des douleurs lombaires

qui amènent, en même temps que le ramollissement du col, sa dilatation, et les douleurs de
l'accouchement surviennent. En portant le doigt
dans le col, on sent, à son extrémité interne, soit
une cloison spongieuse plus ou moins épaisse située
entre le doigt et les parties saillantes du fœtus,
soit un corps mou, fragile, engagé et comme
pendant sur un côté de l'orifice utérin. Quand le
travail est établi, on perçoit assez facilement ce
corps, ou le bourrelet spongieux du placenta qui
s'engage dans l'orifice à chaque contraction utérine, à moins que le col n'ait une certaine longueur et ne soit rempli par des caillots qu'il faut
respecter; car leur déplacement renouvellerait l'hémorrhagie si elle est suspendue, ou la rendrait
plus abondante si elle n'a pas cessé.

A part tous les autres signes communs à cette
insertion anormale et aux insertions ordinaires, il
existe un signe négatif, l'absence du ballottement
de l'enfant, mais dans les cas seulement où la portion du placenta implantée sur l'orifice du col se
trouve voisine du centre de cet organe.

Les douleurs de l'accouchement se succèdent
toujours avec lenteur, et se suspendent souvent
par de longs intervalles. Cette suspension, due à
l'affaiblissement de la femme, à la résistance que
le col oppose au travail de la parturition, résistance d'autant plus grande que l'on est plus éloi-

gné du terme normal de la grossesse, arrive quelquefois par inertie de l'utérus et devient fort dangereuse, parce qu'elle entraîne l'écoulement du sang d'une manière continue.

La formation de la poche est empêchée par l'obstacle que le placenta met à l'engagement des membranes dans l'orifice utérin. Les contractions, qui ne peuvent vaincre cette résistance mécanique, se succèdent toujours inutilement, et finissent par diminuer d'intensité à mesure que la femme s'affaiblit : la matrice tombe dans l'inertie, et la perte de sang persiste jusqu'à l'épuisement de la mère.

Dans tous les cas, les contractions utérines s'exercent faiblement, soit à raison de la perte de sang, soit par suite de l'obstacle que la présence du placenta, qui double le bord interne, met à sa dilatation. On apprécie très-bien cet effet, en constatant les changements qui s'opèrent sur le col sous l'influence des contractions. Comme dans tout travail prématuré, on trouve, quand les femmes n'ont perdu qu'une petite quantité de sang et qu'il se produit de violentes contractions utérines, une densité et un resserrement considérables du col, quoiqu'il y ait eu des contractions énergiques pendant cinq ou six heures, et quelquefois même pendant un temps plus ou moins long.

A part ces caractères de l'hémorrhagie utérine,

les auteurs ont indiqué d'autres signes tirés de la
forme du ventre et de l'examen par le toucher.
Stein (§ 112) prétend que le ventre de la femme
est ordinairement plus large, plus dur dans les
flancs qu'en avant; il est plutôt aplati qu'élevé et
pointu. Suivant lui, le ventre est plus large parce
que, suivant la loi de la nature, le plan antérieur
du fœtus étant tourné vers le placenta, il s'ensuit
que, dans le cas d'insertion de ce dernier sur le
col, le fœtus doit affecter une position transversale. Cette forme particulière du ventre n'a pas
précisément été notée par tous les accoucheurs,
mais tous ont cru remarquer que, dans la grossesse avancée, le ventre est ordinairement moins
développé que dans les cas où le placenta occupe
son siége régulier. « Les femmes qui offrent cet
»état anormal », écrit M. Nœgelé, « et qui ont
»déjà eu des enfants, remarquent ordinairement
»elles-mêmes le peu de volume de leur ventre. »
Ce symptôme a peu de valeur, et nous aurons à
faire ressortir son insuffisance à propos du diagnostic. De plus, ajoute encore Stein, le ventre est
alors plus dur dans tous ses points, parce qu'on
ne peut sentir à travers les parois le lien d'attache
du placenta, où l'abdomen présente ordinairement
plus de mollesse. L'expérience donne ici un démenti formel à Stein.

Quant à la présentation particulière du fœtus,

l'insertion du placenta a été notée comme la cause des présentations du tronc, et qui plus est, d'après Stein, de certaine position. Cependant les raisons hypothétiques que donne cet auteur ne sont pas des plus convaincantes, et l'expérience prouve qu'aux dangers de l'hémorrhagie ne vient pas toujours se joindre le danger d'une position plus ou moins mauvaise.

Les altérations anatomiques signalées par les auteurs ne sont point en rapport avec toutes les circonstances que présentent les hémorrhagies dont nous nous occupons. Suivant les descriptions données, elles consistent dans un état comme de dessèchement et d'atrophie de la portion du placenta implantée sur l'orifice, avec la présence sur l'arrière-faix d'une tuméfaction mamelonnée correspondant à l'orifice du col (Levret), vers lequel la portion qui le recouvre se trouverait pressée ou engagée au moins dans le travail de l'accouchement.

D'après les recherches de M^me Lachapelle, Gendrin et celles que nous avons pu faire, il est facile de constater la présence de foyers hémorrhagiques ordinairement circonscrits et répondant aux décollements antérieurs. Ces foyers peuvent quelquefois affecter diverses formes et rendre compte de diverses zônes admises par M. Gendrin comme des altérations symptomatiques de tel ou tel degré de l'hémorrhagie. Le tissu placentaire infiltré est atrophié sur les points qui ont été le siége de la séparation, et converti en un autre tissu non vasculaire et décoloré. Les vaisseaux utéro-placentaires sont revenus sur eux-mêmes convertis en filaments blanchâtres dans lesquels le sang ne pénètre plus, ou, dans les cas récents, rougeâtres, renfermant du sang coagulé et se rompant avec une grande facilité [1].

Par quel mécanisme s'opère la suspension de l'hémorrhagie après une ou plusieurs apparitions? Le tissu placentaire infiltré, avons-nous dit, s'atrophie, se convertit en un autre tissu non vasculaire et décoloré, qui, pour peu que le décollement ait été étendu, peut quelquefois suspendre et prévenir le retour de l'hémorrhagie.

Puzos pensait que lorsque la perte était arrêtée le placenta pouvait contracter de nouvelles adhérences, et l'observation recueillie par Noortwych sur sa propre épouse a paru confirmer cette opinion; mais un examen complet du fait cité par ce médecin lui enlève toute valeur. Le placenta ne peut contracter de nouvelles adhérences avec l'utérus, et il faut chercher autre part l'explication de

---

[1] Quant à l'utérus lui-même, M<sup>me</sup> Lachapelle note l'état ecchymosé de l'orifice interne, les orifices des sinus larges et béants lorsque la mort était survenue peu de temps après l'accouchement, des crêtes ou fongosités lorsque la malade avait survécu plus long-temps.

la cessation de l'hémorrhagie. Selon Désormeaux ,
la perte se suspend par la cessation de la pléthore
locale ou de la congestion, les vaisseaux se resserrent ou sont oblitérés par la formation de caillots ,
et alors voici ce que l'observation démontre ( Velpeau ) : pendant que le sang s'efforce de glisser
vers l'ouverture, un point plus ou moins étendu
de la masse placentaire ou de la caduque s'en im-
bibe, un premier caillot se forme, puis un second,
puis un troisième, et ces diverses couches, plus
ou moins épaissies, sont bientôt assez nombreuses ,
si l'énergie de la fluxion hémorrhagique se ralentit,
pour exercer une pression qui aide à retenir le sang
dans ses propres vaisseaux. Ce n'est point en bouchant de larges ouvertures, en remplissant de gros
troncs vasculaires, comme l'explique Désormeaux ,
mais en se plaquant contre les porosités de la matrice que les caillots suspendent l'hémorrhagie par
le même mécanisme qu'ils arrêtent le sang dans
l'épistaxis.

S'ils n'occupent pas un espace très-étendu, l'œuf
continue de vivre comme un arbre auquel on vient
d'enlever une ou plusieurs racines. L'imbibition en
fait disparaître la partie la plus fluide, et des couches fibrineuses de plus en plus sèches, de moins
en moins évidentes, persistent jusqu'à ce que l'accouchement ait lieu, sans que pour cela le point
qui le supporte ait été véritablement recollé.

M. Velpeau a pu observer, à la Maternité de Tours, après trois hémorrhagies dans les deux derniers mois, trois plaques distinctes à la surface du placenta. L'une de ces plaques, la plus rapprochée du bord placentaire, était formée par un caillot encore rouge lenticulaire, qu'il fut difficile de séparer du délivre; la seconde était constituée par une concrétion fibrineuse et à peine colorée; la troisième ressemblait à une sorte de cicatrice. Les altérations que nous avons déjà signalées à propos des observations citées, les caillots que nous avons trouvés dans les placentas que nous avons examinés et toujours en rapport avec la date de l'hémorrhagie, l'atrophie partielle de cet organe vasculaire, nous amènent à conclure, avec Mauriceau, Leatre et Ingleby, que le placenta partiellement décollé, tout en restant dans la matrice, ne contracte pas de nouvelles adhérences, et que l'hémorrhagie est suspendue par le mécanisme que nous venons d'indiquer d'après M. Velpeau.

## CHAPITRE QUATRIÈME.

La connaissance parfaite des symptômes, des signes de l'insertion vicieuse du placenta, et partant des causes et du mécanisme de l'hémorrhagie qui l'accompagne, est de la plus haute importance relativement au pronostic à porter, au traitement à opposer. Le praticien, ayant ici à sauvegarder les intérêts de la mère et de l'enfant, ne doit négliger aucun moyen pour arriver à la connaissance positive de la cause, de la nature de l'hémorrhagie, afin de pouvoir diriger contre elles les nombreux moyens thérapeutiques, quelquefois, il faut le dire, insuffisants, qui sont à sa disposition.

Pour arriver à cette connaisance, il devra baser son examen sur la marche que suit la perte relativement à ses apparitions, sa violence, etc., ou bien sur les signes fournis par l'exploration directe: deux ordres de faits puisés à des sources différentes, et qui permettent d'établir ici la division adoptée pour les signes de la grossesse, en signes rationnels et en signes sensibles.

Parmi les signes rationnels pendant la grossesse, notons d'abord l'hémorrhagie et ses divers caractères.

L'époque de son apparition, signalée par les auteurs que nous avons cités comme indiquant d'une manière presque infaillible la position vicieuse de l'arrière-faix, est regardée par M. Moreau comme le signe pathognomonique par excellence. Rejetant comme de nulle valeur les signes fournis par le toucher, M. Moreau n'admet qu'un seul phénomène comme propre à éclairer sur l'insertion du placenta : l'hémorrhagie survenant du sixième au septième mois [1].

Ce signe serait sans doute d'un grand poids s'il n'appartenait aussi aux autres hémorrhagies utéro-placentaires, et si les nombreux faits déjà signalés par nous ne venaient donner un démenti à l'époque toujours la même de son apparition. M. Moreau avoue lui-même ne l'avoir observé que le huitième mois, au commencement du travail, et M. Cazeaux[2] le note comme n'apparaissant le plus souvent que dans les quatre ou six dernières semaines de la grossesse. Comme pour tous les signes rationnels, concluons que l'apparition de l'hémorrhagie ne saurait avoir qu'une valeur très-relative, et ne peut que donner de faibles présomptions sur l'accident qui menace la vie de la mère et de l'enfant.

Quant aux autres signes, la probabilité augmentera, dit-on, si l'écoulement sanguin se renouvelle à des époques périodiques toujours de plus en plus rapprochées, et si sa gravité s'accroît progressivement et à mesure que la femme se rapproche de la grossesse. Aux objections que nous avons déjà faites et aux faits cliniques que nous avons opposés, ajoutons le témoignage de M. Jacquemier lui-même pour prouver le peu de valeur

[1] Moreau, *loc. cit.*, p. 320.
[2] *Op. cit.*, p. 758.

de ce second signe : « La répétition seule de la
»perte n'a pas une bien grande valeur, car c'est
»une circonstance très-commune dans les pertes
»internes et externes, indépendantes du lieu d'in-
»sertion du placenta, où la prédisposition à l'hé-
»morrhagie est un peu marquée. »

Nous arrivons à un troisième signe dont nous
avons aussi tendu à établir le peu de valeur dans
le chapitre précédent : je veux parler de l'apparition de la perte sans cause occasionnelle appréciable. M. Jacquemier[1] l'admet comme le signe par
excellence, et « la probabilité est telle que si les
»signes positifs étaient négatifs, on serait autorisé
»à croire qu'on a affaire à cette variété de l'implan-
»tation anormale où le bord du placenta est à
»quelque distance de l'orifice interne et assez sou-
»vent du champ d'action du doigt explorateur. »

Ainsi, même malgré l'absence de signes par le
toucher, sur ce simple motif, insertion vicieuse ;
si on voulait accepter la contre-partie de cette opinion, et que, sur le seul caractère de la présence
de symptômes précurseurs, on rejetât cette espèce
d'hémorrhagie, on s'exposerait cependant souvent à
confondre deux genres de pertes bien différents par
leur mécanisme et par leurs résultats.

Quant à la forme du ventre, elle ne saurait

[1] *Op. cit.*, p. 256.

nous offrir aucun caractère. Nous ne saurions, en effet, accepter l'opinion de Lamotte, qui écrit que la figure de la matrice se perd lorsque le centre du placenta n'est pas situé sur le centre de l'utérus (p. 199), et sommes d'avis avec Baudelocque que l'adhérence du placenta à telle ou telle région de l'utérus n'apporte pas de changement dans la figure extérieure de cet organe et la forme du ventre. Voyons maintenant les signes fournis par le toucher. Rigby, ajoutant une très-grande importance à la distinction de l'hémorrhagie produite par l'insertion placentaire sur le col, de celle qui peut se faire par exhalation à la surface interne de la matrice, pensait qu'on ne pouvait acquérir une connaissance certaine de la situation du placenta à l'égard de l'utérus que par le toucher. Pour procéder à cette opération, il introduisait la main entière dans le vagin et un doigt dans le col de l'utérus, se fondant sur ce que la présence des caillots rendait quelquefois le diagnostic difficile. En signalant cette manœuvre, qui ne nous semble applicable que dans un bien petit nombre de cas (chez des femmes multipares ou celles avec hémorrhagies très-abondantes), nous dirons que le toucher avec un seul doigt nous paraît bien préférable, et que, même dans l'emploi de ce moyen explorateur, il faut agir d'une manière très-prudente, pour ne pas augmenter l'hémorrhagie en

détachant les caillots qui s'opposent en partie à
l'écoulement du sang, en opérant un détachement
plus complet du placenta, ou enfin en déterminant
une certaine irritation locale.

Si le col conserve encore beaucoup de longueur
et d'étroitesse, s'il est naturellement fort élevé
dans le bassin, si la femme a beaucoup d'embon-
point et que le périnée soit fort étendu en avant,
il est ordinairement impossible d'atteindre jusqu'à
l'orifice interne, et l'on doit s'en tenir aux signes
rationnels. Dans les circonstances, au contraire,
où l'on peut arriver jusqu'à cet orifice, selon
Plenk [1], Rœderer [2] et autres, on ne distingue pas
à travers le segment inférieur une partie résistante
comme la tête du fœtus, mais un corps mou.
D'après Flamant, Dugès [3], quiconque a l'habitude
du toucher doit sentir une partie plus épaisse que
ne l'est le segment inférieur dans les derniers mois
de la gestation, et interposée entre la tête du fœtus
qui se présente et le doigt explorateur. Ce signe
mériterait certainement d'être rangé parmi les
signes sensibles, si les questions relatives au toucher n'étaient pas toujours des questions délicates
et très-difficiles, et si, dans la présentation des

[1] Eléments de l'art des accouchements, 4789, p. 165.
[2] *Elem. art. obstetric.* Gœtt., 1776, p. 275.
[3] Dictionnaire en xv volumes, art. *Hémorrhagie.*

9

fesses , le signe de M. Flamant ne pouvait être compromis par la mollesse des parties.

Mentionnons encore comme un signe fourni par le toucher l'absence du ballottement ; mais l'absence de ce signe de grossesse, signalé par M. Gendrin comme d'une très-grande valeur diagnostique, n'existe guère que dans les cas d'insertion centrale, et peut souvent manquer dans les autres hémorrhagies produites par la même cause.

A côté du moyen d'exploration par le doigt , examinons un autre moyen d'exploration non moins utile, l'auscultation, et voyons si par son secours nous pouvons arriver à une certitude complète.

Si le point de départ du bruit de souffle (souffle placentaire, Monod) était, comme cela a été admis par la plupart des auteurs (Kergaradec, Laennec, Kennedy, Monod , Hohl , Stoltz , Carrière), soit dans le placenta, soit dans le point de l'utérus qui correspond à cet organe, nul doute que sa situation ne permît de constater avec précision l'insertion du délivre sur la matrice.

Les signes diagnostiques que nous venons de mentionner n'existent qu'à une époque tardive, alors que les accidents ont éclaté, et il est facile de comprendre combien ce mode de diagnostic serait utile à cause de l'intervention de l'art , qui serait alors plus puissant s'il n'avait qu'à prévenir

les accidents, au lieu de les combattre. M. Hohl
semblait être arrivé à ce résultat lorsqu'il admet-
tait que le bruit de souffle devait être rapporté à
l'insertion du placenta, que celui-ci correspondait
au plan antérieur du fœtus, et qu'il en concluait
qu'il était non-seulement possible de savoir au
juste le point d'insertion de cet organe, mais
encore de déterminer les principaux rapports de
l'enfant dans la cavité utérine.

Cet auteur avançait, à l'appui de sa manière de
voir, que, sur 15 cas d'insertions sur l'orifice,
le souffle avait été entendu très-bas, et que, dans
10 cas sur 15, l'autopsie lui avait permis de
constater la présence du placenta là où il avait
entendu le bruit de souffle.

L'intensité du bruit de souffle lui aurait paru en
rapport avec le volume et l'état du placenta. Des
faits pareils, mais constatés dans des cas d'insertions normales par MM. de Lens, Monod, Carrière,
tendraient à affirmer le fait, si l'observation clinique ne venait chaque jour lui donner un démenti
formel, et s'il n'était bien clairement prouvé que
le bruit de souffle n'a pas toujours de rapport
constant avec l'insertion placentaire. Admettant
les idées de Levret sur les rapports qui existent
entre la forme du placenta et le lieu de son implantation à l'utérus, M. Carrière a observé que,
toutes les fois qu'il constatait le bruit de souffle

dans la partie inférieure de cet organe, l'implantation du cordon était, à très-peu de chose près,
périphérique ; que, lorsque le phénomène existait
plus haut, l'implantation du cordon se rapprochait
de plus en plus du centre, et qu'enfin elle était
tout-à-fait centrale si le bruit avait occupé le fond
de la matrice, le point correspondant à l'insertion
de l'une ou l'autre trompe[1]. Ce bruit, d'après cet
auteur, servirait non-seulement à connaître la
forme du délivre, mais aiderait encore à expliquer
la plupart des procidences du cordon, dont l'insertion périphérique serait liée d'une manière en
quelque sorte inévitable à la présence de la masse
placentaire sur l'un des points du segment inférieur de l'utérus.

Mais les placentas adhérents au col ou dans le
voisinage présentent souvent une insertion centrale
du cordon, et les raisons invoquées par M. P.
Dubois démontrent jusqu'à l'évidence qu'il n'y a
pas un rapport nécessaire entre le point d'union
du placenta et le lieu où se fait entendre le souffle
utérin.

Serons-nous plus heureux pour le bruit signalé
dans ces derniers temps par M. Caillaud[2], comme
accompagnant le décollement du placenta. Je l'ai
souvent cherché dans les cas d'insertion normale,

[1] Thès. de Strasbourg, décembre 1838.
[2] Revue médico-chirurgicale, 1851.

je crois ne l'avoir entendu qu'une seule fois et suis persuadé que, pas plus que les autres signes stéthoscopiques, il ne saurait fournir de bons résultats pour le diagnostic.

M. Nauche a fourni un dernier signe dû à l'auscultation médiate au moyen du métroscope, instrument de son invention. « Au moyen du mé-» troscope introduit dans le vagin, on distingue, » dit-il, les battements des vaisseaux du placenta, » lorsque ce corps est inséré sur l'orifice de l'uté-» rus. Ces battements produisent parfois des mou-» vements de soufflet isochrones à ceux du pouls et » aussi intenses que ceux qui ont lieu dans divers » anévrysmes du cœur [1]. » Le métroscope n'a pas eu beaucoup d'admirateurs, et je doute que son emploi, s'il était toléré, pût avoir les avantages que lui reconnaît cet auteur.

Tels sont les signes rationnels fournis par les auteurs. Quelques-uns sont nuls ; les autres, considérés séparément, peuvent bien faire soupçonner la vérité, mais ne la montrent pas avec évidence. Cependant, lorsqu'ils sont tous réunis, la probabilité augmente et approche de la certitude.

Nous ne possédons qu'un seul signe sensible pendant la grossesse, et ce signe est fourni par le toucher. Pour affirmer, en effet, que le placenta

[1] M. Nauche, Des maladies propres aux femmes, p. 752.

est sur le col, il faut le sentir à nu à travers l'orifice; on trouve alors celui-ci bouché en totalité ou en partie par un corps résistant particulier, comparé par Levret[1] et Stein[2] à un chou-fleur. Le doigt perçoit la sensation d'un corps épais, charnu, mollasse et spongieux à sa surface bosselée et irrégulière, et qu'il est quelquefois facile de confondre avec un caillot.

Cette sensation est moins nette si le placenta occupe un point voisin de l'orifice; quelquefois même il est impossible de toucher ce corps. Mme. Lachapelle[3] a prétendu qu'on pouvait reconnaître cette insertion à la plus grande épaisseur des membranes et surtout à un épichorion plus fongueux, plus mou et d'une épaisseur triple ou quadruple, surtout vers l'un des côtés de l'orifice utérin; et Brand[4] ajoute à ces caractères que l'orifice est plus mou, plus spongieux, plus élevé dans le bassin, que les douleurs sont faibles, la dilatation lente; que l'hémorrhagie, d'abord légère, s'accroît par degrés.... Mais à tous ces symptômes, ainsi qu'à la plus grande épaisseur du col, le toucher est bien préférable, et il faut, si l'hémorrhagie n'est pas trop forte ou bien au contraire sur le point de se

[1] *Op. cit.*, p. 69.
[2] *Op. cit.*, § 140.
[3] *Op. cit.*, p. 358.
[4] *De sec. amb. ostium*, § 9.

suspendre, porter le doigt en différents sens et en fléchissant la première phalange, de manière à pouvoir aller plus facilement à la recherche du corps étranger.

Ce moyen est bien préférable à celui que nous avons mentionné d'après Rigby, adopté par quelques accoucheurs anglais[1], et qui, d'ailleurs, comme l'exploration que nous conseillons, ne pourra être tenté que lorsque la grossesse sera parvenue à une époque assez avancée. Quelquefois, en effet, le col conserve une certaine longueur, le doigt n'y pénètre pas du tout, principalement chez les primipares; alors le signe sensible manque, et l'on ne peut pour le moment avoir une véritable certitude.

Cette certitude pourra seule être obtenue pendant le travail, époque où les signes rationnels sont les mêmes que ceux perçus pendant la grossesse, sauf cependant le caractère particulier des douleurs.

Les douleurs sont, en effet, modérées, et n'augmentent pas progressivement, comme dans une simple parturition. Elles diminuent quelquefois, deviennent insensibles, ne sont pas du tout en rapport avec l'hémorrhagie, quelquefois même ne s'annoncent que par des tiraillements dans la région

[1] D.-Stewart, *op. cit.*, p. 268 ; Smellie, T. II, p. 359.

lombaire, les cuisses, le ventre, les mollets
(Osiander); mais il en est de même dans toutes les
hémorrhagies utérines opiniâtres qui surviennent
pendant le travail et ruinent les forces de la femme.
Cette faiblesse des douleurs est due alors à la faiblesse générale, consécutive elle-même à la perte
de sang.

Quant au second caractère que nous avons assigné à ces douleurs, l'augmentation de la perte
pendant la contraction,... ce signe a sans doute
une certaine valeur; mais cependant il peut manquer si les douleurs sont peu prononcées, si l'insertion est partielle et que la partie du fœtus vienne
comprimer la portion placentaire décollée, enfin
lorsque les membranes sont rompues. Une observation de Rigby, citée par Désormeaux, offrirait
encore une exception à cette règle générale, car
dans ce cas, l'utérus étant fortement porté en avant,
à chaque contraction l'orifice appuyait sur le
sacrum, ce qui mettait obstacle à la sortie du sang.

Joignons enfin à ces deux signes rationnels, qui,
comme ceux de la grossesse, ont peu de valeur,
l'obstruction de la cavité vaginale par les caillots
sanguins, mise parmi les signes de l'insertion du
placenta sur l'orifice par quelques auteurs (Stein,
Osiander), et signalée par Levret en ces termes :
«On trouve ordinairement dans le vagin une grande
»quantité de caillots dont une partie est attachée

»dans le fond de cette gaîne à une tumeur charnue,
»molle et comme pulpeuse ; il n'y en a même d'atta-
»ché réellement qu'en ce lieu...» Malgré l'autorité
des noms cités , nous ne pouvons , pour le travail
comme pour la grossesse, que compter très-peu sur
les résultats fournis par les signes rationnels, et
nous avons besoin des signes de certitude.

Pendant le travail, le col de l'utérus est en
grande partie effacé ; il est toujours assez largement ouvert pour que le doigt puisse pénétrer jusqu'à la surface placentaire. A chaque contraction ,
pendant que les bords du col se durcissent et tendent à s'écarter, le placenta, sous forme d'un bouchon mou et saignant, fait saillie dans le cercle
qu'ils circonscrivent. Mais si l'hémorrhagie a affai-
bli la femme, les bords du col sont flasques, l'orifice est béant ; il est facile d'arriver avec le doigt
sur la surface utérine du délivre et de reconnaître
ses moyens d'insertion. Il faut toujours opérer avec
beaucoup de précaution , détacher les caillots qui
recouvrent le placenta, et chercher, si l'on veut
arriver à ce diagnostic local, à circonscrire les
bords de la tumeur ; mais le plus souvent il faudra
se contenter de s'assurer de la présence du placenta
sur l'orifice, et se rappeler ces paroles de Mme.
Lachapelle : « Lors même qu'on peut arriver jus-
»qu'à l'orifice, il n'est pas toujours prudent de
»pratiquer le toucher et surtout de le réitérer sou-

»vent ; on dérange ainsi des caillots utiles, et l'on
»offre au sang une issue qu'ils lui refusaient. »

La sortie du placenta est un témoignage irrécusable que cet organe avait sa situation sur l'orifice,
et, dans le cas où l'on voudrait s'assurer du lieu
précis de son insertion, on se rappellerait que
l'augmentation d'épaisseur a lieu dans la partie de
ce gâteau qui correspond ou se rapproche du centre
de l'orifice. Il en est de la valeur de ce signe
comme de celui tiré du point où s'est opérée la
rupture des membranes, et considéré par Stein ,
Baudelocque, comme d'une grande valeur. Comme
cette ouverture répond le plus souvent à l'orifice
de la matrice, plus elle sera voisine du bord du
placenta, plus celui-ci se sera approché de l'orifice.

Après avoir énuméré tous les signes propres à
bien reconnaître la cause fatale de l'hémorrhagie
et en avoir discuté la valeur, nous ne saurions
partager l'avis de M. Chailly, qui regarde le diagnostic de l'hémorrhagie externe comme inutile,
les indications ne devant varier qu'en raison de la
légèreté ou de la gravité de l'accident. Le diagnostic de la cause surtout nous paraît, au contraire, excessivement utile, puisque cette insertion,
par l'afflux du sang qu'elle appelle vers les parties
inférieures de l'utérus, par les modifications dont
elle est le siége, reproduit souvent et fatalement
l'hémorrhagie, tandis que les autres sont assez

fréquemment à l'abri de cette fâcheuse récidive. L'hémorrhagie due à l'insertion vicieuse sera donc distinguée avec soin : 1° de l'hémorrhagie due à la continuation des règles pendant la grossesse, quoique cette évacuation, ordinairement suspendue pendant la grossesse et se reproduisant quelquefois dans les premiers mois, ne persiste que fort rarement pendant toute la durée. Les faits de Deventer [1], Roderic de Castro [2], Brierre de Boismont [3], Defrance [4], et deux que nous avons pu observer, doivent mettre en garde contre cette cause d'erreur, que par l'étude des symptômes il est facile d'éviter.

2° Des hémorrhagies externes indépendantes du lieu d'insertion et survenues pendant la grossesse : la présence de certains symptômes et l'exploration obstétricale permettront généralement d'établir un diagnostic précis.

3° Des hémorrhagies de la vulve et du vagin : l'examen attentif et l'exploration doivent surabondamment suffire.

4° D'avec la rupture de l'utérus, annoncée ordinairement par un bruit de craquement, de déchirure : des symptômes particuliers et faciles à distinguer par l'époque de l'apparition de l'hémorrhagie.

[1] *Op. cit.*, chap. xv.
[2] *Med. mal.*, p. 59.
[3] De la menstruation, p. 159.
[4] Thès. de Paris.

5° De la rupture totale ou partielle du cordon ombilical, fait contesté par les auteurs, admis par Portal, et dont M. Cazeaux a publié un cas très-remarquable. L'hémorrhagie, dans ce cas, fut confondue avec l'insertion vicieuse par cet auteur lui-même, et l'erreur ne fut signalée que par l'examen du délivre après l'expulsion du fœtus.

Je ne fais qu'énumérer les diverses sources de diagnostic, car elles rentrent surtout dans l'étude des hémorrhagies utéro-placentaires, et je passe aux diverses parties qui ont pu être confondues avec le placenta lui-même.

Le placenta a pu être confondu avec des caillots sanguins. Smellie cite une erreur semblable commise par un docteur de réputation, et M. Gendrin pense que les caillots de sang qui se condensent à la surface du placenta et dans l'orifice même du museau de tanche se distinguent avec peine de la surface spongieuse et humide du placenta, à cause surtout du danger qu'il y aurait à les déplacer. Il y a cependant loin de cette sensation de corps doux, poli, facile à déchirer, que donne le caillot sanguin, avec celle que nous avons assignée au placenta, et nous croyons avec Mme. Lachapelle qu'à part ce caractère, leur mollesse, leur fragilité doivent les faire assez facilement reconnaître :

1° D'avec les tumeurs fongueuses ou le cancer du col utérin (Mme. Lachapelle, Dennam citent des erreurs de ce genre): les symptômes généraux, les antécédents, l'écoulement sanieux qui accompagne l'hémorrhagie, l'extrême dureté des parties bosselées, la forme irrégulière sont tout autant de caractères différentiels.

2° D'avec les végétations syphilitiques (Jacquemier); les polypes (Smellie, Meriman); avec une môle.

Peu[1] raconte l'histoire d'une femme qui portait, d'après les médecins consultés, une môle qui remplissait entièrement la matrice et qui n'en pouvait sortir à cause de son extrême grosseur ; il reconnut que la prétendue môle était le placenta, et procéda à l'extraction de l'enfant. M. Epps[2] croit qu'il s'agit d'une hémorrhagie par implantation du placenta sur le col, lorsqu'il s'agissait d'une tumeur hydatide considérable, et M. Thuillier[3] cite un fait à peu près semblable. Enfin, d'après M. Chailly[4], « on peut confondre la perte résul- »tant d'un décollement du placenta, même celle »qui est fournie par le placenta inséré sur l'orifice, »avec celle qui provient d'une tumeur du cuir che- »velu et de toute autre partie fœtale qui se serait »rompue. A la Maternité de Paris, M. Dubois a

[1] *Op. cit.*, chap. xv.
[2] *The lancet*, 1829, T. II, p. 379.
[3] Rev. méd., 1826, T. IV, p. 236.
[4] *Op. cit.*, p. 448.

»observé ce phénomène sur un enfant anencéphale,
»cette tumeur avait été prise de prime-abord pour
»le placenta décollé. »

De tous les accidents qui peuvent troubler le
cours de la grossesse, l'implantation du placenta
sur l'orifice est certainement un des plus redou-
tables.

« L'arrière-faix qui se présente le premier, dit
»Mauriceau, devant l'enfant, cause toujours une
»excessive perte de sang à la mère et très-souvent
»la mort aussi bien qu'à son enfant, si on n'y
»remédie au plus tôt par l'accouchement. » Puzos
remarque que peu de femmes périssent par suite
de l'hémorrhagie que cause un avortement, et que
le contraire a lieu pour celle qui est due au décollement du placenta.

Le pronostic, en effet, varie selon l'époque de
la gestation et les circonstances qui donnent lieu à
l'hémorrhagie. Dans les premiers temps de la gestation, il est rare qu'on ne parvienne pas à sauver
la femme; mais c'est alors aux dépens du fœtus,
car l'avortement en est une suite à peu près constante. Après le troisième mois, si l'hémorrhagie
est peu abondante, les lésions qu'elle détermine
sont compatibles avec la continuation de la grossesse; mais elles portent atteinte au développement
et à la nutrition du fœtus, qui périt quelque temps

après la manifestation de l'accident pendant son séjour dans la matrice ou peu après sa naissance, car dans tous les cas son expulsion est trop prématurée.

Dans les trois derniers mois, la vie de l'enfant est assez souvent conservée, tandis que celle de la mère court beaucoup plus de risques. A ce sujet, on peut établir que la vie de l'enfant sera plus gravement compromise si l'hémorrhagie survient à une époque plus rapprochée de la conception ; celle de la mère, au contraire, sera d'autant plus en danger qu'elle aura lieu à un terme plus rapproché de l'accouchement.

Cette règle souffre cependant quelques exceptions. Dans l'avortement, la perte, en se répétant, peut devenir dangereuse : elle devint si abondante chez deux femmes du deuxième au troisième mois que la mort fut un instant à redouter (Velpeau). M. Carrier [1] parle d'une malade qui vit l'hémorrhagie débuter au troisième mois de sa cinquième grossesse, puis quinze, puis quatre, puis huit jours plus tard, de manière à inspirer les plus vives alarmes. Dance [2] en cite une autre, mais dans un cas tout opposé, qui, ayant une perte tous les six jours depuis le quatrième mois,

[1] Journ. hebd. univ., T. III.
[2] Lancette française, T. V, p. 409.

accoucha cependant d'un enfant vivant à terme et sans secours. ·

D'autres faits tendent à prouver que des pertes externes de ce genre, rapides et abondantes, n'ont point troublé la marche de la grossesse, alors que d'autres plus légères ont déterminé son interruption complète et la mort du fœtus.

Pendant le travail, cet accident sera d'autant plus grave et pour la mère et pour l'enfant, qu'il arrivera à une époque plus éloignée du moment où doit s'opérer l'expulsion du fœtus, plus grave encore chez une primipare que chez une femme qui a déjà eu des enfants. On conçoit, en effet, que si la perte survient avant le début du travail, long-temps avant la dilatation complète du col, avant que les parties extérieures de la génération soient convenablement préparées pour le passage libre et facile du fœtus, les moyens nécessaires et propres à terminer l'accouchement seront d'une application beaucoup plus difficile, plus longue, et permettront à l'hémorrhagie de continuer encore quelque temps ses ravages.

Quoique la perte soit généralement accrue pendant la période de dilatation, il n'est pas moins avantageux que le travail se déclare avant qu'elle soit devenue alarmante, car lorsque l'orifice utérin est entr'ouvert et dilatable, l'extraction du fœtus est bien moins dangereuse que lorsqu'on est obligé de le dilater pour faire passer la main ou l'instrument. L'hémorrhagie, d'ailleurs, peut être avantageusement modifiée par l'évacuation du liquide amniotique, la rétraction de l'utérus, et on peut encore établir que l'hémorrhagie qui survient pendant le travail, toutes choses égales d'ailleurs, expose moins la mère et l'enfant que celle qui survient auparavant, et que le danger est d'autant moins grand que le travail est plus avancé.

Quant à l'influence de l'insertion sur tel ou tel point de la partie inférieure de l'utérus, Mme. Lachapelle, faisant abstraction de ce qu'elle appelle les circonstances accessoires, telles que la constitution de la femme, sa facilité à accoucher, etc., ne considère, au point de vue du pronostic, comme principales différences, que celles qui dépendent de la manière dont le placenta est disposé sur l'orifice interne. « Plus il en est » éloigné, moins le danger est grand.... L'hémor- » rhagie peut s'arrêter et rester suspendue jusqu'au » terme naturel ;..... mais en vain l'on concevrait » quelques espérances si cette masse vasculeuse » couvre centre pour centre l'orifice utérin. »

Sans être aussi exclusif que l'auteur que nous citons, nous reconnaissons que l'insertion centre pour centre est toujours bien plus dangereuse que celle où le placenta n'est inséré qu'au voisinage de l'orifice ; mais nous ne saurions étudier l'appari-

tion de l'hémorrhagie à ce simple point de vue,
et nous croyons qu'elle doit surtout être examinée
au point de vue des effets qu'elle peut produire.

En général, plus tôt la perte apparaît, plus elle
a de la tendance à récidive et plus long-temps
durent ses retours. D'un autre côté, la femme
s'affaiblit à chaque écoulement sanguin, et se
trouve de moins en moins apte à supporter une
perte beaucoup plus forte, qui la menace à chaque
instant, et à laquelle elle n'échappe qu'exception-
nellement. Ce n'est point, dans ce cas, sur la
quantité de sang perdue, sur la rapidité avec laquelle il s'écoule, mais d'après les effets de la
perte sur l'économie de la femme d'après les
accidents graves qu'elle détermine, que l'on peut
juger de la gravité ou de la bénignité actuelle de
la maladie.

Il est des femmes qui sont conduites au bord de
la tombe par la perte d'une livre ou deux de ce
fluide, tandis que d'autres en perdent une quantité double ou triple sans en être sérieusement in-
quiétées. Nul besoin d'ajouter que celles qui sont
fortes et robustes en souffrent moins que les per-
sonnes lymphatiques, faibles et anémiques. La
gravité du pronostic sera en rapport avec les
symptômes. Tant que la faiblesse n'est pas trop
grande, que le pouls conserve de la force ou de la
dureté, que la peau et les traits de la figure se

maintiennent sans altération manifeste, la perte ne doit point donner d'inquiétude. Au contraire, il n'y a pas un moment à perdre dès que la face pâlit, que les extrémités se refroidissent, que la vue se trouble ; le pouls faiblit, devient tremblotant, irrégulier. Enfin, il reste bien peu d'espoir lorsque la lipothymie, les syncopes et les convulsions arrivent.

L'état antérieur de bonne ou mauvaise santé, l'âge plus ou moins avancé, le genre de vie, les occupations, le régime exercent aussi une influence sur les effets produits par les hémorrhagies, et doivent entrer comme éléments essentiels dans le pronostic à porter.

Quant au travail, le pronostic sera moins défavorable si, au moment où l'accouchement commence, la femme a conservé assez de force pour qu'on puisse compter sur des contractions énergiques capables d'expulser le fœtus, s'il n'y a point d'obstacle du côté du bassin ou du côté de l'enfant, et si on a lieu de croire qu'il ne surgira pas quelque complication imprévue; il sera, au contraire, fâcheux si la femme est déjà affaiblie par des pertes antérieures, et si, pour éviter une catastrophe plus ou moins inévitable, on a recours à des moyens violents qui peuvent compromettre les jours de la mère.

D'après un relevé fait par le docteur Simpson,

sur 399 femmes présentant cette insertion vicieuse 134 succombèrent : ce chiffre énorme serait cependant faible relativement à la proportion des enfants qui succombent à ce terrible accident. Leroux assure que le tiers des enfants qu'on extrait pour cause d'hémorrhagie périt quoi qu'on fasse. Mme. Lachapelle : sur 23 enfants extraits par les secours de l'art pour cause d'hémorrhagie utérine, 8 étaient vivants et bien portants, 2 étaient faibles et d'une viabilité douteuse, 13 étaient morts depuis un temps plus ou moins considérable. Mme. Boivin cite cependant des résultats plus heureux : sur 11 cas d'hémorrhagie par implantation qui ont nécessité la terminaison artificielle de l'accouchement, 2 enfants étaient putréfiés, 1 mort pendant le travail, 8 vivants.

Les anciens auteurs expliquaient tous la mort de l'enfant par l'anémie, et Mme. Lachapelle est, je crois, un des premiers auteurs qui ait appelé l'attention des accoucheurs et des physiologistes sur la mort de l'enfant produite alors, non point par anémie, mais par asphyxie. Se fondant sur l'autorité de Dennam, de Ransbotham, elle explique la mort du fœtus par défaut d'hématose, et ne saurait un seul instant admettre l'hémorrhagie fœtale. La nécessité de terminer l'accouchement, assez souvent avant que le col de l'utérus soit dilaté, est certainement une des causes de la mort du fœtus ; mais la cause la plus commune est la suspension de l'action du placenta dans une grande partie, et quelquefois dans la totalité de son étendue. Par les faits cités par les auteurs, par celui que nous avons déjà mentionné, emprunté à la pratique de M. le docteur Villeneuve, et par celui dû à la même source que nous insérons ici, on peut se convaincre que les vaisseaux ombilicaux n'ont pas subi la moindre altération, et que l'hémorrhagie a son siége spécial dans le placenta maternel. Quoique mourant par asphyxie, le fœtus présente quelquefois les caractères extérieurs de l'anémie, et c'est ce qui en a imposé. Mais ne voyons-nous pas tous les jours les enfants qui meurent dans les accouchements par présentation du siége, et où par conséquent il y a eu gêne de la circulation utéro-placentaire, avoir la surface du corps pâle et décolorée, sans que pour cela ils soient exsangues ?

De plus longs développements seraient inutiles : voici le fait, il prouve assez par lui-même.

*Quatrième observation.* — La nommée J. D***, enceinte pour la deuxième fois, a été transportée dans la maison d'accouchements le 14 août à sept heures du soir. La première grossesse n'est parvenue qu'au sixième mois, et depuis cette époque elle n'a jamais eu qu'une faible santé. Pendant le cours de cette dernière grossesse, elle a éprouvé de grandes incommodités., et, au sixième mois, elle a été atteinte d'une hémorrhagie abondante qui a reparu à diverses reprises jusqu'à la fin du huitième mois. Au moment de son arrivée, cette femme était très-pâle et très-faible, la couleur de la peau d'une teinte jaunâtre, les pieds et les mains infiltrés: quelques heures après, l'hémorrhagie a reparu assez abondante.

Position horizontale. — Courants d'air frais. (Réfrigérants, boissons acidules, etc.) — Syncope et vomissements.

Le toucher fait reconnaître une dilatation d'environ 6 lignes, et l'on sent au-dessus de l'orifice un corps mou que l'on présume devoir être une portion du placenta insérée sur le col. On ne peut atteindre à l'aide des doigts aucune des parties du fœtus, et la présentation n'est point diagnostiquée ; cependant la circulation fœtale est entendue à droite et en avant, le souffle utérin à gauche et en bas. Quoique la femme prétende être arrivée au commencement du neuvième mois, par le toucher abdominal on peut juger qu'elle n'est qu'au commencement du huitième.

A neuf heures et demie, frissons violents ; à dix heures, réapparition de l'hémorrhagie. — Tamponnement du vagin, commencement de convulsions, dents serrées, écume à la bouche, état syncopal pendant cinq minutes (demi-grain d'opium).

A trois heures et demie du matin l'hémorrhagie a reparu de nouveau, mais l'écoulement n'était plus qu'une sérosité sanguinolente, filtrée à travers le tampon. Le tampon a été enlevé, ainsi que quelques caillots : la dilatation était à peu près la même que la veille. — Nouveau tamponnement ; la malade a été ensuite reprise de syncopes, et elle est décédée à quatre heures du matin.

*Autopsie faite le 15 août, à sept heures et demie du matin.* — Sans insister sur les détails de cette autopsie, nous dirons que le fœtus fut trouvé placé en première position du vertex, que le placenta occupait la partie postéro-inférieure et latérale gauche de l'utérus, le col en étant entièrement recouvert, et sa cavité remplie de caillots noirâtres. L'enfant, du sexe féminin, présentait un aspect bleuâtre et congestionnel ; le cordon ombilical était gorgé et distendu par le sang veineux : le fœtus a été, en outre, reconnu apoplectique.

Mais la mort du fœtus n'est pas toujours une conséquence nécessaire de l'hémorrhagie ; il peut arriver vivant, mais non sans avoir subi aucune influence fâcheuse. Si peu considérable que soit la portion décollée du placenta, le fœtus n'en est pas moins privé d'une partie de ses éléments de respiration et de nutrition, et cette privation, même partielle, peut à la longue nuire à son développement, et même être une des causes de sa mort avant la fin de la grossesse. Aussi, quand il est expulsé vivant, est-il souvent plus grêle, plus faible que dans les conditions ordinaires , et cette faiblesse congéniale , considérée par les auteurs comme la conséquence de l'état anémique de la mère, doit être bien plutôt attribuée , à mon avis, au décollement partiel du placenta.

Le pronostic sera encore fâcheux au point de vue des accidents qui suivent la perte. La femme est exposée après le travail à l'inertie utérine et à l'hémorrhagie, puis à la métrite , à la péritonite ; enfin , si elle échappe à tous ces accidents , elle est sujette à la céphalalgie , aux douleurs vagues dans les membres, à des tremblements, et à toutes les suites funestes de l'anémie et de la faiblesse produites par une perte considérable qui a fortement ébranlé sa santé et sa constitution.

## CHAPITRE CINQUIÈME.

Le pronostic grave que nous avons été amené à porter, les résultats malheureux que nous avons invoqués prouvent que l'hémorrhagie par insertion du placenta , de l'aveu d'ailleurs de tous les auteurs , est un des accidents les plus graves qui puissent compromettre la gestation ou le travail de l'accouchement. Les cas de terminaisons heureuses que nous avons cités , en mentionnant les efforts faits par la nature , ne peuvent, en effet ,

permettre de compter, d'une manière absolue, sur
ces tentatives souvent inefficaces; et bien coupable
serait le praticien qui, s'endormant dans une triste
sécurité, compterait sur les ressources ordinairement infinies de la nature conservatrice. Le médecin doit se rappeler qu'il n'est pas seulement
son ministre, mais aussi qu'il est chargé de re-
médier à ses écarts, et que, par une intervention
active, sage, intelligente, basée sur une saine
appréciation des droits respectifs de l'art et de
cette puissance, il pourra souvent sauver l'existence déjà gravement compromise d'un ou plusieurs êtres. C'est faute d'avoir reconnu cette sage
limite entre les droits de l'art et de la nature que
les anciens accoucheurs en étaient arrivés à conseiller une intervention brutale et souvent mal-
heureuse, et posaient en principe que, dans tous
les cas d'hémorrhagie, il fallait toujours et rapidement terminer l'accouchement par l'introduction
forcée de la main. « Il ne faut point attendre, dit
» Dionis [1], que ce soit la nature qui l'opère, c'est
» à la main de l'accoucheur à faire tout l'ouvrage. »
Deventer est du même sentiment, lorsqu'il ajoute :
« C'est de la main qu'une femme en cet état doit
» attendre du secours; il la faut accoucher promp-
» tement et sans attendre, surtout si l'on connaît

[1] Traité des accouch., 17, 8; liv. II, ch. XIII.

» par l'attouchement que le placenta est tombé
» sur l'orifice. »

En vain Puzos s'élève-t-il contre ces manœuvres barbares et propose-t-il quelques modifications
à la dilatation forcée du col, l'intervention de l'art
n'en reste pas moins la règle fatale, invariable,
celle que bon nombre d'auteurs conseillent encore
de nos jours d'une manière absolue et à toutes
les époques de la grossesse. Une connaissance plus
complète de la science obstétricale, l'étude plus
approfondie de la puissance et des ressources de
la nature, l'appréciation plus complète des causes
et du mécanisme de l'hémorrhagie, doivent cependant amener le praticien à une thérapeutique bien
différente et bien plus prudente : par une sage
observation des faits cliniques, il pourra arriver
à des distinctions pratiques qui amèneront à leur
tour des indications bien diverses, indications qui
seront tantôt du ressort de la médecine et de l'expectation, tantôt du ressort d'une intervention
jamais brutale, jamais hardie, mais raisonnée,
calculée et toujours puissante.

Les hémorrhagies par insertion vicieuse du
placenta se présentent, en effet, à l'observation
clinique sous des formes qu'il nous importe de
distinguer pour tracer les règles de la curation :

1° L'hémorrhagie n'est qu'imminente, ou si
elle s'est déjà montrée, elle n'a point encore dé-

terminé d'accidents qui rendent impossibles la conservation de la grossesse et sa prolongation jusqu'à
une époque plus ou moins rapprochée de son terme
normal.

2° Les accidents morbides sont tellement graves
que l'interruption de la grossesse est déjà déter-
minée ou inévitable, ou même nécessaire pour la
cessation de l'hémorrhagie et la conservation de la
mère et de l'enfant.

Pour les cas qui se rapportent à la première
forme, la thérapeutique, aidée des forces de la
nature, pourra sinon prévenir, du moins combattre
avec efficacité la perte de sang et permettre à la
grossesse de continuer son cours. Pour ceux de la
deuxième, le but est à la fois d'obtenir la cessation
de l'hémorrhagie et de régulariser ou de déterminer les phénomènes de la parturition, phénomènes considérés et comme une des causes des
accidents inévitables dont il faut atténuer l'intensité et abréger la durée, et comme un des moyens
de faire cesser l'hémorrhagie. Ne comptant plus
alors que très-faiblement sur les ressources de la
nature, l'art devient ici tout-puissant et peut,
grâce à une intelligente intervention, arracher la
mère et l'enfant à une mort certaine.

De cette distinction clinique ressort nettement
la division adoptée par les auteurs sous le nom de
*traitement palliatif, traitement curatif;* dénomina-

tions qui ne sont pas, dans le cas qui nous occupe, de la dernière exactitude, mais que nous adopterons faute de mieux, en les considérant au double point de vue auquel nous nous sommes placé, la grossesse et le travail.

Les recherches étiologiques auxquelles nous nous sommes livré, les résultats nouveaux auxquels nous croyons être arrivé, n'éclairent en rien la thérapeutique, ne nous donnent rien que nous puissions opposer à la cause de ce terrible accident, et ne nous fournissent aucun moyen de diriger à notre gré l'insertion de ce corps vasculaire et spongieux et d'éviter sa position anormale : tout traitement dirigé dans ce sens, et tel que l'a conseillé Osiander, serait purement hypothétique et sans aucun fondement. Le mal reste tout-à-fait inconnu avant qu'il n'ait commencé à exercer son action funeste, et il en résulte que, ne pouvant l'empêcher de s'établir, nous n'avons à nous occuper du traitement prophylactique qu'au point de vue des retours ou des nouvelles manifestations de l'hémorrhagie, c'est-à-dire au point de vue du traitement palliatif qui va faire l'objet de nos réflexions.

Lorsque l'hémorrhagie a donné l'éveil sur la situation de l'arrière-faix, le but auquel doivent tendre tous les efforts est, avons-nous dit, de diminuer la perte, de la suspendre s'il est possible, d'empêcher ou du moins d'en éloigner le retour, et, si

le terme de la grossesse est encore éloigné , de
tâcher de l'amener à une heureuse solution. Pour
arriver à ce résultat, éloigner toutes les causes générales ou accidentelles qui peuvent augmenter ou
renouveler le décollement du placenta, déterminer
les contractions de l'utérus, ou bien favoriser la
formation des caillots qui, bouchant l'orifice des
vaisseaux béants, mettent ainsi une digue à l'écoulement du sang.

MOYENS HYGIÉNIQUES. — Comme dans le traitement de toutes les hémorrhagies, ils tiennent la première place. En aucune circonstance et quelle que
soit la gravité de l'accident, ils ne peuvent nuire,
et toute médication qui ne les comprendrait pas serait sans résultat heureux, puisqu'ils sont toujours
d'une utilité majeure , soit par eux-mêmes , soit en
secondant l'action des remèdes spéciaux auxquels
on juge à propos de les associer. Je ne ferai que les
mentionner; car, applicables à toutes les pertes ,
ils ne trouvent point dans les cas qui nous occupent d'indications spéciales : repos absolu sur un
lit de crin, le bassin étant légèrement élevé, le
corps peu couvert et débarrassé de tout vêtement
serré, dans un appartement dont la température
puisse facilement être renouvelée, qu'on abaissera
en été et qu'on élèvera un peu en hiver; régime
sévère et aliments froids, boisson fraîche et aci-

dulée, tranquillité d'esprit, disposition triste ou fâcheuse combattue, moral relevé, profond silence, soit de la part de la malade, soit de la part des assistants. Par ces moyens et surtout la situation et le repos, la perte, surtout celle due à l'insertion partielle, sera souvent suspendue et les accidents complètement enrayés. Mais si on renonce trop promptement à leur emploi, même après que les accidents de la manifestation de la maladie ont cessé, on doit s'attendre à une récidive. Leur interruption ou leur suspension ne doit avoir lieu qu'avec de grandes précautions et d'une manière progressive, pour revenir à toute la sévérité de la prescription si on voyait reparaître le moindre symptôme morbide.

Par l'observation rigoureuse de ces préceptes, sur lesquels on glisse trop légèrement ou que les malades n'observent que d'une manière incomplète, on obtient toujours d'excellents résultats, et on peut, sinon empêcher, du moins éloigner les retours d'une hémorrhagie qui, si elle ne compromet la vie de la mère, menace les progrès de la gestation, et peut amener les accidents inhérents à une expulsion trop prématurée.

Saignée. — Nous avons omis à dessein, dans l'énumération des moyens palliatifs et curatifs, de parler de la saignée, généralement rejetée par les

auteurs (Leroux [1], Deleurye [2], Mme. Lachapelle [3])
dans les cas d'insertion vicieuse, comme ne pouvant qu'augmenter la débilitation de la femme par
une perte artificielle ajoutée à la perte morbide.
Préoccupés de la perte locale et parlant seulement
du traitement mécanique ou local, ils ne cherchaient qu'à combattre les accidents dus au décollement et négligeaient l'influence du molimen
hémorrhagique, contre lequel la saignée sera employée avec avantage, ou bien l'excitation du système nerveux, qui sera combattue avec succès par
l'opium.

La saignée sera employée surtout dès la première apparition de l'hémorrhagie; mais son emploi ne saurait être livré à un empirisme grossier,
et doit être soumis à certaines règles que nous
allons signaler. Quand l'hémorrhagie est survenue
avec quelque intensité, qu'elle n'a pas déterminé une
perte de sang assez considérable pour déprimer le
pouls et affaiblir la malade, l'action déplétive et
dérivative de la saignée est le moyen le plus sûr
pour arrêter l'extravasation du sang et prévenir,
s'il est encore temps, la désorganisation des adhérences utéro-placentaires. Outre qu'elle peut prévenir le retour de la maladie, elle annulle les effets

[1] Pertes de sang, p. 171.
[2] Traité des accouch., p. 149.
[3] Prat. des accouch., p, 365.

fâcheux que peut produire l'hypérémie de l'appareil vasculaire utérin et la présence de caillots sanguins que l'hémorrhagie a déposés soit entre le placenta et l'utérus, soit dans l'utérus lui-même.

Il faut dans l'emploi des émissions sanguines agir avec la plus grande prudence, se diriger d'après le développement du pouls, l'intensité des accidents, l'adhérence plus ou moins complète du placenta, et enfin la facilité avec laquelle la femme répare les effets immédiats de la perte de sang.

En ne tenant point compte de ces indications, on s'expose à augmenter la susceptibilité nerveuse de la femme, à favoriser l'avortement et à produire les effets que nous avons déjà étudiés à propos des pertes de sang abondantes : céphalalgie, œdème des extrémités, état fébrile, spasme utérin, qui peuvent reproduire l'hémorrhagie et amener alors par suite de la faiblesse de la malade une mort certaine. Aussi il faut avoir soin de ne jamais tirer plus de 6 à 8 onces de sang, car il vaut mieux pratiquer de petites saignées à de courts intervalles qu'une saignée trop abondante. On se met ainsi en garde contre les accidents, et l'on obtient une action dérivative d'autant plus puissante que, se renouvelant plusieurs fois par des saignées réitérées, elle est en quelque sorte plus prolongée.

Après une première apparition ou à une époque plus avancée, surtout pendant le travail, la saignée

devient complètement inutile et même nuisible,
alors même que dans quelques cas elle est impuis-
sante, comme le prouvent les observations 7 et 9 de
Mme. Lachapelle, à enrayer le *molimen hemor-*
*rhagicum*, qui s'était ici révélé d'une manière qui
ne permettait pas de le méconnaître.

A titre de moyens palliatifs reconnus aussi
contre toutes les hémorrhagies, mais ici d'une efficacité secondaire, notons encore les applications
froides, les injections, les révulsifs, la ligature
des membres.

Froid. — Les applications froides, employées
tous les jours par les médecins ou par le vulgaire
dans les cas d'hémorrhagie utérine, ne sont point
sans inconvénients, et ne devraient être employées
qu'avec une certaine réserve. En effet, à part les
cas de péritonite consécutive à l'emploi de ce
moyen, il nous serait facile de citer des cas où
leur emploi trop long-temps prolongé a pu exciter
les contractions utérines et provoquer l'accouchement prématuré [1], ou bien, lorsque l'accouchement est inévitable, jeter la malade dans une tor-
peur mortelle.

Sous forme de compresses imbibées d'eau froide
ou d'un mélange d'eau et de vinaigre que l'on

---

[1] D.-Stewart, p. 225; Bigeski, T. I, p. 90.

11

met sur les lombes , la partie supérieure des cuisses , la circonférence du bassin , de neige , de glace pilée, de bains, de douches [1], de lavements froids, de draps imbibés d'eau froide [2], le froid nous semble surtout devoir être réservé pour les cas d'hémorrhagies passives, cas d'hémorrhagies tenant à l'asthénie ou à l'inertie de l'utérus.

Son action, assez inefficace dans le cas qui nous occupe, si ce n'est à titre d'adjuvant, doit être faite d'après les règles tracées par Burns [3], et après avoir tenu compte de la constitution préalable de la malade, des tendances qu'elle peut avoir au rhumatisme ou à toute autre affection.

Les aliments, les boissons froides, joignant à l'avantage de produire une sédation assez marquée, celui de faire opérer plus facilement la digestion, pourraient être employés avec succès.

Injections. — Les injections astringentes, très-utiles comme les moyens précédents contre les pertes de sang qui succèdent à la parturition, le sont moins dans les cas dont nous parlons. Conseillées par Pasta et le docteur Koch de Bruxelles, ces injections intra-utérines ne parviennent pas toujours, parce qu'au resserrement du col vient se joindre

[1] Trevigno, Gaz. méd., 1834.
[2] Journ. des conn. méd.-chir., T. I, p. 8.
[3] Obstétr., p. 221.

l'obstacle que nous étudions. Dans les cas où, par suite d'insertions latérales ou de décollement partiel, l'injection pourrait arriver sur le siége de l'hémorrhagie, il est à craindre qu'elles ne détachent les caillots qui commençaient à se former, et qu'elles n'augmentent le décollement du placenta ou des membres, en s'interposant entre eux et les parois de la matrice, et qu'elles n'aggravent la perte au lieu de la suspendre.

L'eau vinaigrée, une solution d'alun plus ou moins concentrée, le tannin, le ratanhia, même le vinaigre pur, ont été employés. On pourrait, dans le cas où l'on voudrait se servir de ce moyen dont nous ne comprenons pas l'utilité, employer le perchlorure de fer. En portant autant que possible, au moyen du spéculum, le liquide en contact avec le col utérin, on pourrait, lorsque le décollement correspond au centre ou à un autre point voisin de l'orifice, chercher à amener la coagulation des vaisseaux, si tant est que la coagulation s'opère toujours avec facilité et que le caillot désiré se fasse instantanément.

Moyens divers. — Comme moyens toujours accessoires, les frictions sèches sur les membres, les vésicatoires, les moxas, les ventouses sur les mamelles conseillées par Hippocrate[1], et qui ont

[1] Liv. V, aphor. 50.

peu d'effet suivant Mauriceau, le sinapisme entre les épaules (Velpeau). La ligature des membres inférieurs, que Moschion conseille pour retenir le sang, est tout au moins inutile si elle n'est pas dangereuse. Toute ligature qui aura pour résultat d'arrêter le cours du sang artériel, doit, en effet, être rejetée d'après l'observation de Désormeaux [1], parce qu'elle diminue l'étendue des canaux par où le sang doit passer, et que, par conséquent, elle augmente sa force de projection vers les organes actuellement fluxionnaires. D'ailleurs, Leake et Hamilton [2] ont compté sur ce mécanisme lorsqu'ils ont employé ce moyen dans un but opposé à celui que nous nous proposons, c'est-à-dire pour rappeler les règles.

Tous ces moyens palliatifs externes, propres à toutes les hémorrhagies, ne trouvent point d'indications spéciales dans les cas qui nous occupent, mais peuvent y être employés utilement avec une sage réserve.

Voyons actuellement pour les moyens internes.

MOYENS INTERNES. — Les anciens, qui traitaient les hémorrhagies d'une manière empirique, gorgeaient les malades de médicaments, les uns absolument inertes, les autres jouissant de propriétés plus ou moins astringentes : la corne de

[1] Dict. de méd., art. *Métrorrhagie.*
[2] Cité par Leroux, p. 178.

cerf brûlée, la terre sigillée, la pierre hématite, la craie de Briançon, la décoction de plantain et une quantité d'autres plantes étaient surtout en réputation. De nos jours encore une foule de médicaments, mais dont l'action est mieux connue et mieux raisonnée, encombrent la thérapeutique des hémorrhagies, et sont employés, soit dans le but de diminuer le mouvement circulatoire, soit dans celui d'agir sur les vaisseaux qui versent le sang, en déterminant leur restriction et en détruisant la fluxion ou le spasme, qui pourrait amener la mise en jeu des causes occasionnelles.

Parmi tous ces remèdes, en première ligne se trouve l'alun, vanté par Helvétius[1], par Lamotte[2] et un grand nombre d'auteurs contre toute espèce d'hémorrhagies utérines, contre celles qui nous occupent, par Osiander qui l'employait de préférence à tout autre remède et lui accordait la plus grande confiance. Comme tous les astringents, l'alun ne peut être utile qu'au moment où la perte paraît et tant qu'elle est légère. On peut en retirer quelque profit à condition qu'il sera supporté par l'estomac et ne produira pas de vomissements, circonstance toujours nuisible et propre à augmenter le décollement du placenta.

Vient ensuite, mais pas au même titre d'action,

[1] Traité des pertes de sang, 1706, p. 43.
[2] Obs. 197, p. 340.

l'opium. Lazare Rivière [1] est le premier qui ait reconnu l'utilité de ce remède contre le spasme qui précède ou assiège les hémorrhagies ; il l'administrait à la fois en lavement et par la bouche , dans les cas d'hémorrhagies imminentes et d'avortement. Hoffmann [2] en a reconnu l'utilité, et depuis il a été vanté contre l'hémorrhagie qui est l'objet de mon travail par Pasta [3], Lemoine [4], Leroy [5], Osiander [6], Stewart [7] ; dans ces derniers temps , par M. Vaust , qui le recommande d'une manière toute spéciale. L'opium agirait, soit en combattant le spasme nerveux qui peut amener la contraction , soit en suspendant la contraction elle-même , et suspendant alors le décollement du placenta et l'hémorrhagie. Les observations pratiques d'Hoffmann et surtout de Smellie [8], qui avait l'habitude de recourir à ce médicament contre les hémorrhagies graves qui surviennent pendant la grossesse ou au moment de l'accouchement , celles plus récentes de M. Vaust [9], sont de

[1] *Prax. med.*, liv. XV, chap. xvii.
[2] Méd. sept., T. IV, pp. 111, 638 et 643.
[3] Traité des pertes de sang, trad. par Alibert, T. II, p. 161.
[4] Trad. de Burton.
[5] Leçons sur les pertes de sang, p. 85.
[6] Ouv. cit., p. 371.
[7] Ouv. cit., p. 257.
[8] Obs. sur les accouch., T. III, pp. 135 et sq.
[9] Gazette des hôpitaux, juillet 1848.

nature à inspirer une assez grande confiance sur
les effets de ce moyen. Malgré la tolérance de l'estomac pour ce médicament, il faut agir avec prudence dans son administration ; car des doses trop
fortes pourraient, après la naissance, s'opposer
aux contractions régulières de la matrice et favoriser l'inertie et par suite l'hémorrhagie consécutive. Aussi ne saurait-on trop blâmer la conduite
de quelques accoucheurs, de Duncan-Stewart entre
autres, qui, dans un cas d'insertion anormale,
donna jusqu'à 360 gouttes de laudanum de
Sydenham dans l'espace de 24 heures, et continua
pendant plusieurs jours l'emploi de ce médicament à des doses fort élevées [1]. Administré à la
dose de 10 à 20 gouttes par la bouche, associé à
des substances toniques ou amères suivant l'état
de l'estomac, le laudanum sera encore bien plus
actif par le rectum à la dose de 20 à 30 gouttes,
qui pourrait être répétée dans la journée. M. Gendrin joint à l'administration de l'opium l'application du froid, et, dans le cas où l'hémorrhagie se
montrait avec une extrême abondance, il prétend
avoir suspendu subitement la perte de sang et le
spasme utérin avec un lavement opiacé à la température de la glace fondante, administré, il est
vrai, après une saignée du bras et en même temps
que l'opium par la bouche (*p.* 333).

[1] Obs. 2, p. 260.

La digitale a été préconisée par plusieurs médecins anglais [1], qui pensent, par son action sur les vaisseaux, ralentir l'hémorrhagie, ou bien s'opposer à son retour ; son action est trop lente et trop incertaine pour qu'elle puisse avoir quelque efficacité. La teinture de cannelle, vantée par Van-Swiéten, par Plenk [2], beaucoup d'auteurs allemands, et que nous avons essayée avec succès dans quelques cas comme succédanée du seigle ergoté, ne peut être utile que dans les cas d'hémorrhagies passives, surtout celles qui surviennent après la délivrance ; son action excitante, pas plus que celle de la sabine, conseillée par Sauter [3], ne pourrait qu'être nuisible dans les cas de perte par insertion du placenta sur le col. L'ipécacuanha à doses fractionnées, comme moyen révulsif, les purgatifs ont été employés ; mais, le premier occasionnant des nausées ou des vomissements, les seconds excitant le tube digestif et les parties voisines, doivent être rejetés dans les cas qui nous occupent, ainsi que le quinquina, la cascarille, le safran, qui ne peuvent être utiles que dans les cas d'hémorrhagies chroniques dues à une faiblesse générale, et ne sauraient avoir aucune indication convenable dans le cas actuel.

---

[1] Burns, p. 22.

[2] Élém. de l'art des accouch., p. 165.

[3] Mél. de chir. franç. et étrang., T. I, p. 281.

Pour terminer cette énumération, citons le
sucre de Saturne, déjà conseillé par Etmuller et
Haygton, fréquemment employé par M. Dewees,
le ratanhia, la grande consoude, la bistorte, la
corne de cerf, etc., etc.

Tous les moyens que nous avons indiqués jusqu'ici, regardés comme des palliatifs, peuvent,
dans un grand nombre de cas, être des remèdes véritablement curatifs et donner lieu à la
cessation complète de la perte : ils auront ordinairement beaucoup de succès si l'hémorrhagie
permettait d'attendre ou de combattre avec assez
de sécurité le retour de cet écoulement sanguin.
Mais si, malgré l'emploi de ce moyen, l'hémorrhagie continuait ou se reproduisait après des suspensions peu prolongées, si la quantité de sang
écoulé n'était pas assez grande, ni l'écoulement
assez rapide pour faire courir un danger immédiat
ou très-prochain à la malade, il faudrait avoir
recours à d'autres plus énergiques, mais qui ne
pourraient concourir à provoquer le travail avant
qu'il ne soit décidé. Dans ce cas, dit Jacquemier,
se bien garder d'insister sur les émissions sanguines et abondantes, l'action du froid, quelquefois même avoir recours à l'action de la chaleur et
aux excitants diffusibles, et tenir une conduite
différente suivant les circonstances. Lorsqu'aucun
signe de travail ne s'est manifesté, que le col est

exactement fermé, qu'on n'a éprouvé d'autres changements que le relâchement ou le ramollissement
qui suivent les pertes un peu abondantes, il faut
insister sur les moyens qui peuvent arrêter l'extravasation sanguine sans provoquer nécessairement
les contractions expultrices de l'utérus, et laisser
encore espérer que la grossesse pourra poursuivre
son cours si on parvient à arrêter l'écoulement.
Deux moyens : seigle ergoté, tamponnement [1].

Seigle ergoté. — Plusieurs praticiens réservent
l'usage du seigle ergoté contre les pertes qui com-
pliquent le travail déjà plus ou moins avancé ;
d'autres l'administrent que le travail soit ou non
déclaré. Dans le premier cas, il trouve son
application, et c'est un des moyens auxquels il
faut avoir recours. Moins sûre et moins constante
dans le deuxième, la propriété hémostatique de
l'ergot ne peut pas être contestée, et le resserrement de l'utérus sur l'œuf, la condensation de
son tissu n'ont pas besoin, pour être mis en jeu,
que les contractions soient en exercice.

Conseillé par le docteur Atlec à Philadelphie,
le professeur Bigeski, M. Balardini en Italie,
M. Guillemot en France, comme le moyen le plus
efficace pour arrêter l'hémorrhagie causée par
l'absence de contraction utérine après l'accouche-

[1] Jacquemier, Manuel des accouch., etc., T. II.

ment ; restreint dans son emploi par le docteur
Schalleros aux cas où l'hémorrhagie utérine est
due au décollement du placenta , le seigle ergoté
a été conseillé par Dewees dans tous les cas d'hémorrhagie. Les travaux d'Ollivier, Levrat‑Per-
roton , Duparcque , Payan, Danyau, des accoucheurs modernes, les observations journalières ont
bientôt démontré que ce médicament était un
excellent hémostatique, agissant non point en res-
serrant les vaisseaux ou coagulant le sang , etc.,
mais par l'intermédiaire de la matrice , s'il est
permis de parler ainsi , c'est‑à‑dire en sollicitant
les contractions de cet organe. Considéré comme
un moyen dangereux sinon pour la mère, toujours
pour l'enfant , quoiqu'il soit bien prouvé qu'on a
souvent exagéré ses inconvénients , surtout pour
ce dernier, le seigle ergoté n'est conseillé par
MM. Désormeaux et Velpeau que dans les derniers
mois de la grossesse, c'est‑à‑dire après le huitième
mois, tant qu'on est sûr de la vie de l'enfant.
« Malgré les faits cités, je persiste à croire que
» l'ergot ne convient pas dans les pertes utérines
» tant qu'on peut compter sur la vie du fœtus , et
» ce n'est que quand le travail est franchement
» déclaré et la tête de l'enfant fort avancée dans
» le détroit, qu'on pourra conseiller son admi-
» nistration [1]. »

[1] Art des accouch., T. II, p. 100.

M. Gendrin partage les appréhensions de ces Messieurs, et cite un cas d'insertion anormale où l'emploi intempestif du seigle ergoté a amené la rupture de l'utérus. Ce cas, presque analogue à ceux publiés par feu M. le professeur Delmas et que l'on pourrait peut-être expliquer par une autre action que celle du seigle ergoté ou par des circonstances particulières, ne me paraît pas devoir faire rejeter l'action de ce médicament.

Le travail récent de M. le docteur Chrestien, les cas analogues où nous avons eu l'occasion de l'employer, ne nous permettent point de partager ces appréhensions, et nous nous rangeons à ce sujet à l'opinion de M. le professeur Dubois.

« Si l'on objecte, dit-il, que ce médicament »pourra donner lieu à des contractions utérines et »provoquer l'accouchement prématuré, nous ré- »pondrons que jusqu'à ce moment aucun fait bien »probant ne démontre que le seigle ergoté ait la »vertu de provoquer des contractions utérines : il »les accroît quand elles existent déjà, ou les ranime »quand elles vont s'éteindre, mais ne les fait pas »naître quand l'utérus est dans un calme complet. »D'une autre part, lors même qu'il aurait cette »vertu, ce ne serait pas un motif d'exclusion ; car »il ne faut pas oublier qu'il s'agit ici d'un acci- »dent grave qui ne peut persister sans préjudice »pour la mère et pour l'enfant, et qu'il ne reste

»plus de ressource que dans l'application du tam-
»pon, lequel exposera beaucoup plus encore que
»le seigle ergoté à la chance d'un accouchement
»avant terme [1]. »

Admettant qu'on a beaucoup trop exagéré les
dangers du seigle ergoté et pour la mère et pour
l'enfant, nous pensons, quoique nous ayons essayé
de substituer la teinture de cannelle à ce médicament, qu'il ne peut être employé qu'avec avantage
dans les cas d'hémorrhagie par insertion vicieuse.
À part l'adhésion complète que nous donnons à la
théorie de M. Dubois, nous pouvons ajouter que
les doses auxquelles on administre le médicament
ne sont pas généralement assez considérables pour
provoquer l'accouchement; que, dans les cas d'ailleurs où il déterminerait des contractions utérines,
comme le travail serait alors sans doute commencé,
il ne pourrait qu'amener une dilatation plus rapide
de l'orifice utérin, qui serait ainsi ouvert au moment où il deviendrait utile de terminer l'accouchement. L'ergot de seigle sera encore un excellent
adjuvant dans les cas d'accouchement artificiel,
forcé ou prématuré, soit en activant les contractions pendant l'expulsion, soit en facilitant le retrait de l'utérus sur lui-même, et partant pourra
empêcher l'hémorrhagie après la délivrance. On

[1] Dubois, Acad. de méd., 1840.

devra toujours, dans tous les cas, tenir compte
des contre-indications de ce médicament et ne point
l'administrer aux femmes irritables, pléthoriques,
affectées de vices de conformation du bassin, de
maladies de matrice, etc., etc., et dans aucun cas
sans la connaissance certaine de la présentation et
de la position de l'enfant.

Tamponnement. — L'ignorance complète des
propriétés du seigle ergoté ou d'un médicament
propre à suspendre l'hémorrhagie, l'idée naturelle
qui dut venir à tout accoucheur témoin pour la
première fois d'une perte utérine assez abondante
pour épuiser la malade et la mettre en danger de
mort, d'arrêter cette hémorrhagie en appliquant le
remède sur le mal lui-même, expliquent l'ancienneté
du moyen dont nous allons parler. Le tamponnement, connu du temps d'Hippocrate[1], par Moschion, Paul d'Égine, Fabrice de Hilden, plus tard
par Smellie, Lamotte; ce moyen que Leroux regarde
comme mis en usage bien long-temps avant lui,
mais qu'il a eu l'honneur d'ériger en méthode et
de populariser, aurait surtout été préconisé par un
maître de notre École, François Ranchin, dans
son ouvrage sur les maladies des femmes pendant

[1] Hippocrate ordonne un pessaire astringent où entre l'alun
pour arrêter les menstrues qui coulent trop abondamment et
s'opposent à la conception. (*De mul. morb.*, lib. I, cap. vii.)

et après l'accouchement, imprimé à Lyon en 1744. Regardé par l'auteur de sa popularisation comme un remède héroïque et presque constamment suivi de succès, le tampon eut d'abord de nombreux détracteurs, qui n'avaient pas sans nul doute saisi la véritable indication de son emploi, et qui ont trouvé des successeurs dans quelques-uns de nos classiques modernes qui le regardent comme un moyen, rarement utile et le plus souvent dangereux, qu'il faut proscrire de la saine pratique.

Des arguments spécieux comme celui de M. James [1], qui rejette ce moyen parce que dans un cas où le placenta faisait tampon lui-même dans le vagin il y eut une perte utérine énorme, des préventions théoriques, des cas exceptionnels généralisés et de faux raisonnements sont néanmoins à peu près tout ce qu'on a pu opposer aux faits sans nombre rapportés par une infinité d'auteurs [1]. Le tampon, comme toutes les ressources thérapeutiques, tutélaire entre les mains d'un homme habile, peut devenir meurtrier entre les mains d'un ignorant. C'est donc à poser les indications et les contre-indications de ce moyen dans les hémorrhagies par insertion vicieuse que nous allons consacrer cet article, regrettant que la longueur de ce travail nous empêche de combattre les arguments employés contre ce moyen.

[1] Velpeau, *loc. cit.*, p. 103.

Gardien admet que c'est le seul moyen de conserver la grossesse troublée par une hémorrhagie
dépendant de l'insertion du placenta sur le col de
la matrice [1]. Velpeau cite les faits de MM. Charey
et Gallandat, ceux qui lui sont propres, comme
favorables au tampon dans les cas d'insertion
vicieuse.

Le docteur Kock [2], de Bruxelles, a publié un cas
remarquable d'hémorrhagie par insertion du placenta sur le col, survenue dans les derniers mois
de la gestation et arrêtée par le tampon sans que le
cours de la gestation naturelle en ait été troublé.

Mme. Lachapelle [3], dans les hémorrhagies qui
nous occupent, regarde le tamponnement comme
le moyen palliatif le plus puissant, le seul qui permette d'attendre sans danger l'époque à laquelle la
nature aura disposé les organes à supporter l'application du traitement véritablement curatif, et
cite de nombreuses observations à l'appui des faits
qu'elle a publiés.

Rigby [4] pense que, dans le cas où l'utérus n'est
pas assez développé pour permettre l'introduction
de la main et que l'hémorrhagie est très-abondante,
au point de mettre en danger la vie de la malade,

[1] Gardien, *loc. cit.*, p. 48.
[2] Ann. de la Soc. de méd. de Bruxelles, T. I.
[3] Obs. 7, 8, 9, 10, 11, 12, 15, 18.
[4] *Loc. cit.*, p. 45.

le moyen préconisé par Leroux peut être employé avec avantage. Burns, MM. Nœgelé, Chailly, Cazeaux, Jacquemier accordent tous une grande valeur à ce moyen.

Les autorités que nous avons signalées justifient l'emploi du tampon dans les cas d'insertion vicieuse, alors que les faits et le raisonnement parlent en sa faveur. Le plus grand reproche, en effet, qu'on puisse adresser au tampon, c'est de pouvoir transformer l'hémorrhagie externe en interne. Ici la chose est-elle possible? Le fait de M. James, déjà cité, et quelques autres épars dans les auteurs, doivent engager à surveiller la femme; mais les observations de Mme. Lachapelle, celles de Rigby, celles que nous aurons l'occasion de citer comme appartenant à M. Chailly, P. Dubois, tendent à prouver que ces quelques observations ne sauraient contrebalancer tous les avantages du tampon signalés par les auteurs et l'impossibilité d'une hémorrhagie interne.

En effet, tant que le placenta adhère à l'orifice, le tampon n'expose pas à un épanchement de sang dans l'intérieur de ce viscère, qui ne devient possible que quand le placenta est décollé sur un de ses points. Mais, dans ce dernier cas, le travail est commencé ou tend à commencer, la dilatation du col s'opère, et si la délivrance spontanée n'est pas possible, on pourra avoir recours à l'accou-

12

chement artificiel. Employé même dans les cas d'insertion centre pour centre du placénta sur le col, le sang, retenu par le tampon, forme un caillot qui est resserré entre lui et le placenta ; la partie séreuse en est exprimée ; il se forme une concrétion qui contracte des adhérences et suspend l'écoulement, jusqu'à ce que la rupture de quelques autres vaisseaux renouvelle l'hémorrhagie.

2° Le tampon peut amener l'accouchement prématuré ou l'avortement ; c'est là, en effet, le reproche le plus grave que l'on peut faire à ce moyen ; mais l'observation de Kock, celles de Mme. Lachapelle, de Dubois, de M. Depaul, de M. Villeneuve, prouvent que le tampon peut rester 34, 36, 48 heures sans déterminer le moindre commencement de travail. Dans les cas, d'ailleurs, où cet accident arriverait, se rappeler combien serait douteuse l'issue de la grossesse si l'hémorrhagie reparaissait, et combien est favorisé par la suspension de l'écoulement dangereux le travail régulier qui peut permettre de sauver sinon l'enfant, du moins toujours la mère, et souvent tous les deux.

Le tampon cependant devra être employé avec précaution. En règle générale, plus le terme de la gestation est encore éloigné et moins on doit se servir du tampon ; on s'expose à provoquer l'accouchement à une époque où la femme aurait pu peut-être, grâce à un régime convenable, porter sans danger son fruit pendant trois, quatre, cinq semaines et plus. Les moyens que nous avons indiqués, le repos suffisent ordinairement pour triompher de ces premières hémorrhagies, qui ne nécessitent l'usage du tampon que lorsque, par leur gravité, elles peuvent compromettre les jours de la mère. Dans ce dernier cas, il n'y a pas de moyen plus facile, plus sûr; il faut l'appliquer tout de suite, sans redouter l'accouchement prématuré. Dans ces circonstances, on peut encore essayer de conserver la grossesse, en retirant le tampon dès que la femme a pris un peu de forces et qu'on croit le caillot assez bien formé pour opposer un obstacle suffisant à l'irruption du sang, sauf à le replacer lorsque l'hémorrhagie reparaît.

Lorsque la perte a été très-considérable et que les forces de la femme sont altérées, le tampon trouve encore ses indications, à moins que l'hémorrhagie n'ait été portée assez loin pour priver le sang de sa propriété plastique, et que l'utérus n'ait plus assez de contractilité pour résister à une accumulation de sang dans son intérieur, accumulation qui augmenterait alors le décollement du placenta.

Son emploi est quelquefois douloureux pour la femme, et par la compression qu'il exerce sur la vessie, sur le rectum, par la gêne qu'il occasionne, il peut amener des douleurs vives et intolérables qui forceront alors à le retirer. Dans les cas où il serait supporté sans inconvénient, on l'enlèvera toujours après 24, 36 heures, sauf à le réappliquer si l'écoulement sanguin reparaissait. Enfin, dans ceux où il tendrait à provoquer l'accouchement, il aurait le grand avantage de faciliter la dilatation du col, de conserver les forces de la femme et de permettre une terminaison plus heureuse, naturelle ou artificielle. Mais, je le répète, ce moyen est loin d'avoir les inconvénients qu'on lui reproche; le peu de résultats que l'on obtient par la pratique de M. Schœller dans les cas de provocation de l'accouchement, les faits que nous avons cités, prouvent surabondamment que l'action du tampon n'est point toujours assez mécanique pour amener la dilatation du col, cette dilatation ou ce commencement de travail ne se déclarant souvent, en effet, que dix-huit jours, un mois après l'hémorrhagie et le tamponnement, soit par suite de la mort du fœtus, soit à l'occasion d'une nouvelle perte. Quand le travail se déclare après l'application du tampon, dit M. Jacquemier, c'est que l'hémorrhagie elle-même l'a rendu plus ou moins imminent.

Je ne m'arrêterai point à décrire les diverses manières de composer le tampon.

Quel que soit le tissu qu'on emploie, le tampon

devra être généralement sec, privé de tout styp-
tique, de tout astringent, et pourra quelquefois
avec succès être placé de manière à laisser un certain intervalle entre le tampon et le col, d'après le
conseil de M. Moreau.

Pour terminer ce qui est relatif à ce moyen, nous
ajoutons qu'il a semblé à quelques auteurs devoir
être contre-indiqué par certaines présentations.
D'après MM. Man[1] et Demon[2], dans les présentations
du tronc, et lorsque le placenta se trouve à l'orifice,
le tampon n'a presque aucune efficacité, parce que
la tête, les fesses, le dos ou les épaules seules peuvent lui fournir un point suffisant. Mais il est facile
de renverser cette contre-indication, en rappelant
qu'avant la rupture des membranes, lorsque la
partie qui se présente s'éloigne du col, au moment
de chaque contraction, on ne peut guère compter
sur un pareil point d'appui; et on admettra avec
nous que rien ne prouve que le tampon ne con-
vienne pas dans tous les cas de position fœtale.
Toute expectation d'ailleurs, ajouterons-nous, dans
ces cas, serait sinon inutile, du moins dangereuse,
et on doit tamponner sans tenir compte de la position du fœtus et à la seule fin de suspendre l'hémorrhagie. Nous nous sommes très-bien trouvé de
cette conduite dans l'observation qui suit :

[1] Bull. de Ferussac, T. XVI, p. 124.
[2] Clin. des hôp., T. IV, p. 7.

*Cinquième observation*. — La nommée E...., âgée de 28 ans, arrivée à sa neuvième grossesse ( 8 couches antécédentes dont 7 par le vertex, la dernière en présentation du siége), est entrée à la Maternité pour faire ses couches en août 1854. Le travail débute à 11 heures du soir dans la nuit du 4 au 5 septembre, et s'accompagne, dès le début, d'une légère perte de sang. Continuation des douleurs et de la perte, qui devient de plus en plus abondante et revêt bientôt tous les caractères d'une véritable hémorrhagie. Mme. Chevalier est appelée auprès de la malade, et l'habile sage-femme en chef, malgré l'absence complète de tous antécédents, soupçonne une insertion vicieuse du placenta. Le toucher confirme ce soupçon, et permet de constater la présence de l'arrière-faix occupant tout le pourtour de l'orifice, déjà ramolli et dilaté, de l'étendue de 3 à 4 centimètres, et plongeant surtout du côté droit. Caillots nombreux dans l'intérieur du vagin ; impossibilité de reconnaître la présentation. A 2 heures du matin, rupture de la poche des eaux, léger écoulement de liquide, qui se confond avec la perte de sang et pour laquelle la femme accuse une sensation égale à celle d'un craquement. Le toucher, pratiqué de nouveau, fait craindre une présentation du tronc avec procidence d'une main. Je suis appelé et pratique à mon tour le toucher : col mou, mais cependant un peu raide sur les bords ; dilatation peu avancée ; placenta engagé en partie dans l'orifice et permettant d'arriver du côté gauche jusqu'à une partie du fœtus, que je suppose être le tronc avec procidence d'une main. Ni l'auscultation ni la forme du ventre ne peuvent éclairer le diagnostic. Le col n'est point assez dilaté ni dilatable. Je me décide, vu la contre-indication pour le seigle ergoté, à pratiquer le tamponnement, malgré la présentation du tronc et après avoir mis la femme dans une position convenable. L'hémorrhagie abondante, au point d'amener chez la malade quelques syncopes et même quelques caractères inquiétants, est combattue avec succès par ce moyen, les boissons froides et quelques astringents à l'intérieur. Depuis l'époque du tamponnement (3 heures du matin), l'hémorrhagie semble arrêtée, les douleurs reviennent, mais faibles et lentes. L'état général de la femme est un peu plus satisfaisant. Nous décidons, avec Mme. Chevalier, de pratiquer la version dès que le col sera suffisamment dilaté, et, au besoin, de tenter la dilatation forcée si la gravité des symptômes généraux vient à l'exiger.

Le tampon est enlevé (8 heures du matin); il était resté appliqué cinq heures sans inconvénient ni souffrance aucune pour la malade. Par le toucher, dilatation bien plus considérable du col; placenta refoulé plus fortement à droite; la partie du fœtus tend à s'engager, et la main a déjà paru dans le vagin dès que nous avons retiré le tampon. Les caractères de la main, les signes fournis par le toucher nous permettent de reconnaître une première portion de l'épaule gauche (céphalo-iliaque gauche).

La perte est complètement suspendue, mais les douleurs sont faibles et lentes ; l'enfant est en présentation vicieuse : la version est de toute nécessité, elle n'est faite cependant qu'à 10 heures du matin (par suite de difficultés inhérentes à l'organisation du service). La main est alors sortie complètement hors la vulve, l'épaule s'est engagée dans l'orifice et a suspendu l'hémorrhagie. Malgré ces fâcheux prodromes, assisté de M^{me} Chevalier, je tente l'opération après avoir fixé la main sortie au moyen d'un lacs dont je confie la direction à la grande expérience de notre sage-femme, et suis assez heureux pour pouvoir refouler la partie engagée et opérer l'évolution du fœtus : enfant du sexe masculin présentant tous les caractères de l'asphyxie, et mort seulement depuis quelques heures ou dès le début du travail.

La délivrance n'offre rien de particulier et est opérée artificiellement dix minutes après. La matrice est parfaitement revenue sur elle-même. Pas de craintes d'hémorrhagie. La femme se remet très-difficilement ; mais, grâce aux bons soins dont elle est entourée, elle se remet et sort de la Maternité le 20, quinze jours après l'opération.

Tous les moyens que nous venons de passer en revue, moyens soi-disant palliatifs, parviendront ordinairement à suspendre ces hémorrhagies qui débutent soit dans le premier mois, soit vers le sixième, septième mois de la gestation, et qui, par leur peu d'abondance, ne revêtent aucun caractère de gravité. Le seigle ergoté et le tamponnement ne trouvent même pas d'indication spéciale, et doivent être réservés pour des cas d'une gravité plus compromettante. Ces deux médicaments forment, en effet, la limite entre le traitement palliatif et le traitement curatif, et soit que leur efficacité se borne à suspendre l'hémorrhagie, soit qu'elle ait pour but de favoriser, de provoquer le travail, ils sont d'autant plus utiles et plus avantageux qu'ils agissent simultanément et combinent leur action réciproque. M. P. Dubois, appelé auprès d'une femme arrivée au huitième mois de la grossesse, chez laquelle existait depuis quelques jours une hémorrhagie par insertion vicieuse du placenta sans aucun commencement de travail, et ayant appris qu'on n'avait employé que les réfrigérants et le seigle ergoté, constate l'insuffisance de ces moyens, saisit l'indication qui, dans ce cas, est d'arrêter l'écoulement de sang à tout prix pour prévenir un affaiblissement dont les suites peuvent être funestes, et tamponne le vagin immédiatement. Aussitôt l'hémorrhagie s'arrête, la malade reprend un peu de force ; elle reste ainsi 36 heures ; puis enfin, au bout de ce laps de temps, les douleurs arrivent, la dilatation du col s'opère, M. Dubois rompt les membranes et termine l'accouchement par le forceps. La femme succomba le lendemain, affaiblie qu'elle fut par la perte qui succéda à la délivrance, et qui ne serait point arrivée si tout d'abord on avait employé le tamponnement [1].

Ce fait, choisi entre plusieurs, prouve encore l'efficacité de ce moyen avant ou pendant le travail, puisqu'il permet de suspendre l'hémorrhagie et de laisser la femme reprendre les forces nécessaires à l'acte de parturition. Le seigle ergoté seul avait été insuffisant; mais son action aurait été efficace si, employé dès que le travail était commencé, il avait pu hâter la dilatation du col et mettre l'utérus dans des conditions telles que la contractilité s'opéra à la suite de l'accouchement et préserva la femme de la perte consécutive qui, jointe à la débilitation dont elle avait été l'objet, a amené sa mort.

Nous avons exposé dans d'assez longs détails tout ce qui est relatif au traitement de l'hémorrhagie pendant la grossesse, et avons cherché à faire ressortir la valeur de tous les moyens employés : le seigle ergoté et le tamponnement surtout. Par ces divers moyens dont nous ne redoutons pas tous les prétendus dangers, on peut,

---

[1] P. Dubois, Union médicale, mai 1854.

avons-nous dit, conduire jusqu'à terme ou à une époque assez avancée la grossesse et son produit; mais si l'hémorrhagie par ses reproductions nombreuses ou par son abondance a mis la femme dans une situation telle qu'il ne soit plus permis de compter sur les forces de l'organisme, la conduite de l'accoucheur sera toute tracée : il doit se hâter d'intervenir pour délivrer la femme et aller chercher le fœtus. Suivant l'époque de la grossesse, le col sera dilaté ou dilatable, et malgré la remarque de L. Bourgeois sur la dilatabilité plus facile du col pendant ou après la perte de sang, la main de l'accoucheur sera dans l'impossibilité de franchir le col et de pénétrer dans l'intérieur de l'utérus. Dans ces cas, comme on ne peut sauver la mère et l'enfant qu'en débarrassant promptement la matrice de son contenu, on conseille, qu'il y ait ou non commencement de travail, de vaincre par force la résistance de l'orifice, et de terminer l'accouchement plutôt que d'abandonner la femme à une mort inévitable et imminente.

Cette pratique hardie, connue sous le nom d'*accouchement forcé* et attribuée à L. Bourgeois, qui se glorifie dans son ouvrage d'avoir mis cette pratique en avant, semble devoir non-seulement être rapportée à Guillemeau, qui l'avait pratiquée en 1599 sur la fille d'A. Paré, mais encore à ce dernier accoucheur lui-même. Conseillée et adoptée

depuis par Mauriceau, Lamotte, Viardel, Peu,
Dionis, Deventer, et de nos jours par Rigby,
Mme. Lachapelle, Moreau, Velpeau, ce moyen
n'est pas toujours exempt de dangers, et, quelle
que soit son utilité, expose le col à des déchirures,
des violences qui ne sont pas sans gravité. Il a souvent pour triste résultat la mort de la femme, due
dans ces circonstances non point toujours aux
violences exercées, mais à l'inertie de l'utérus
qui en est très-souvent la fâcheuse conséquence
(Rigby, Mme. Lachapelle). Trouvant cependant
d'utiles indications dans les cas où le travail est
commencé, le col dilaté ou dilatable, et dans ceux
où la femme est dans un état tel qu'une ressource
extrême peut seule la sauver, l'accouchement forcé,
préconisé dans tous les cas par les médecins accoucheurs, doit rester dans la thérapeutique des hémorrhagies, mais comme un remède mécanique,
un remède violent et surtout utile lorsque l'accouchement est imminent ou que l'hémorrhagie par
sa gravité est au-dessus des ressources de l'art.

Ainsi restreint dans son emploi, l'accouchement
forcé ne nous semble pas devoir être très-utile
dans les cas où l'hémorrhagie arrive à une époque
peu avancée de la grossesse, et on ne peut attribuer
qu'à cette époque ou à des altérations du col l'impossibilité où se sont trouvés Mauriceau, Puzos,
Lamotte, Guyot cité par Levret, Smellie, Gervais

cité par **Puzos**, de pratiquer l'accouchement forcé. **Leroux**, se trouvant dans le même cas, eut recours au singulier procédé que voici et que personne sans doute ne sera tenté d'essayer : appliquant la portion de placenta qui se présentait sur la partie interne de l'orifice, d'où elle s'était décollée, il achève pendant que cet obstacle s'opposait à l'écoulement du sang la dilatation graduelle du col, et réussit à opérer la version et à sauver la mère et l'enfant.

Dans ces cas et dans ceux où l'accouchement forcé sera rendu impossible par le terme peu avancé de la gestation, on aura recours au tampon, qui suspendra complètement l'hémorrhagie ou permettra d'attendre son retour, ou bien encore déterminera la dilatation du col, sinon son amincissement, de manière qu'on puisse alors avoir recours à l'accouchement forcé en incisant les côtés de l'orifice, comme le conseille **Chailly** d'après **M. P. Dubois**.

Le tampon, disons-nous, peut alors favoriser la dilatation du col; mais alors pourquoi ne pas profiter de cet avantage fourni par le moyen thérapeutique lui-même? Dans un cas nous n'avons pas hésité à activer l'accouchement, comme on va le voir dans l'observation suivante.

*Sixième observation.* — Mme. G..., de Montpellier, tempérament bilioso-sanguin, vint me trouver en novembre 1854, avec prière de l'examiner pour une perte abondante qu'elle avait eue au sixième mois de la grossesse. Cette première perte, qu'elle attribuait à la syphilis constitutionnelle dont elle était atteinte, avait été précédée d'une perte moins forte à 4 mois : par le toucher, col mou, légèrement entr'ouvert, fongosités inégales saignantes au doigt; absence de tout travail, de toute autre altération organique; pouls assez développé, bruit de souffle dans tout l'abdomen, bruits fœtaux à gauche et en bas. Je la rassurai sur l'existence de sa grossesse, et l'engageai à me faire appeler dès l'apparition d'une nouvelle hémorrhagie. Quinze jours après, nouvelle perte à laquelle, par le toucher et l'examen des symptômes, il m'est facile d'assigner la cause qu'un premier examen m'avait fait soupçonner. Le toucher, pratiqué le deuxième jour, me fait diagnostiquer une insertion du placenta s'avançant dans l'intérieur du col, sans que je puisse décider si elle est centrale ou partielle (repos, boisson froide, application froide). Cessation de cette hémorrhagie, qui avait été plus abondante que les deux autres.

Huit jours après, nouvelle hémorrhagie plus forte que les précédentes et suspendue par le même moyen et l'application du tampon. Dix jours encore après, c'est-à-dire à une époque qui correspondait à sept mois et demi, nouvelle perte, mais cette fois ayant revêtu des caractères tellement sérieux que j'hésitais sur le parti que je devais

prendre, de provoquer l'accouchement ou d'appliquer le tampon : je me décidai pour ce dernier
moyen. L'hémorrhagie se suspendit et la femme
put reprendre quelques forces. Mais, trois jours
après, encore hémorrhagie foudroyante : nouveau
tamponnement. Le tampon n'obture qu'incomplè-
tement, le sang filtré à travers le tissu ; la femme
est dans de mauvaises conditions. Je retire le tampon, décidé à tenter l'accouchement forcé, persuadé que je suis que c'est le seul moyen de sauver
la mère et l'enfant, que l'auscultation me révèle
encore vivant.

En retirant le tampon, je crois m'apercevoir que
le col s'est un peu raccourci, ramolli, que sa
dilatabilité est plus grande, et qu'il sera peut-être
possible d'obtenir une dilatation naturelle. J'administre à la femme du seigle ergoté, pour aviver les
faibles contractions que je n'oserais décorer du nom
de douleurs dont elle se plaignait, et attends le
résultat des deux moyens employés. 2 grammes
de seigle ergoté sont donnés en quatre prises
dans l'espace de demi-heure : légères contractions,
dès le début, qui deviennent plus vives ; au bout
d'une heure je retire le tampon, et j'ai la satisfac-
tion de constater que le col commence à se dilater,
que les bords sont minces, et de pouvoir reconnaître la présentation du fœtus par la tête. L'hémorrhagie est presque suspendue, ce que j'attribue
à la présence de la tête qui appuie fortement sur le
segment inférieur : nouvelle application du tam-

pon , nouvelle administration du seigle ergoté , et
une heure après l'hémorrhagie était suspendue,
la tête s'engageait dans le col, et j'avais la satis-
faction, sans manœuvre aucune, de voir se terminer un accouchement qui ne m'avait pas laissé
sans inquiétude ; je laissai les choses en l'état ,
je laissai percer naturellement la poche , et , deux
heures après, je recevais un fœtus parfaitement en
vie et dans de bonnes conditions. Craignant chez
cette femme l'apparition de l'hémorrhagie utérine,
qui dans un premier accouchement avait été combattue avec beaucoup de peine par le professeur
Delmas , je pratiquai la délivrance artificielle et
trouvai le placenta fortement adhérent à gauche.
La mère et l'enfant vécurent : ce dernier mourut
un mois après, mais du triste mal dont sa mère
l'avait gratifié.

Cette observation , qui m'a toujours beaucoup
frappé , me faisait me demander à cette époque si,
dans les cas d'hémorrhagie compromettant les
jours de la femme, à une époque plus ou moins
avancée de la grossesse, mais surtout après le
septième mois, il ne serait pas préférable d'essayer
l'accouchement prématuré plutôt que de faire l'accouchement forcé. Me rappelant toujours les paroles
de Ritgen : « Dans l'accouchement prématuré, la
»nature fait presque tout, l'art ne lui commu-
»nique qu'une impulsion légère mais sûre ; tandis

»que , dans l'accouchement forcé, l'àrt agit pres-
»que seul , et tout ce que la nature cède, il faut le
»lui arracher par de nouveaux efforts », il me
semblait qu'on ne pouvait hésiter uń seul instant.
Depuis que je me suis occupé d'hémorrhagie, cette
idée est devenue une conviction, et je suis con-
vaincu que l'art ne peut retirer que de très-grands
avantages de la provocation de l'accouchement,
substituée à la pratique routinière de l'accouchement forcé. Toutes les fois qu'une femme, arrivée
à la fin du septième ou du huitième mois de la
grossesse , sera menacée par l'abondance de la
perte de sang , et que cette perte tiendra à l'insertion du placenta, par les moyens connus et surtout
par le tampon, que dans ce cas on pourrait en-
duire d'un corps gras et dilatant , comme la belladone, il faut tenter l'accouchement prématuré de
préférence à tout autre moyen. Mais, par la provocation de l'accouchement à cette époque, si on
est sûr de sauver la mère , est-on au moins sûr de
sauver souvent le fœtus? Question délicate, mais
que les intérêts de celui-ci doivent nous engager
à poser. Oui, répondrons-nous, au point de vue
de l'accouchement avant terme : d'après les travaux de MM. Stoltz, Ferniot, P. Dubois, Dezei-
méris, Villeneuve, et les relevés de M. Lacour,
qui , sur 225 accouchements prématurés, note les
enfants vivants 152 fois et morts 73. Non pas tou-

jours ou tout au moins aussi souvent, au point
de vue de l'hémorrhagie : si la provocation n'est
opérée qu'à l'époque où la femme a été affaiblie
par des pertes successives, partant à celle où la
vie de l'enfant a été et est gravement compromise,
non point par l'anémie maternelle, mais par le
défaut d'hématose consécutif à la partie plus ou
moins grande du placenta décollé.

Il faudrait donc, et ceci en règle générale, et
dans l'intérêt de la mère et de l'enfant, poser
en principe que l'accouchement prématuré doit
être tenté, non-seulement à l'époque que nous
avons déjà signalée, mais lorsque la femme ayant
atteint la fin du septième mois de la grossesse, sa
santé ou son économie ont pu être altérées assez
profondément par des hémorrhagies antérieures
pour qu'un nouvel écoulement soit à redouter.
Dans ces circonstances, et après s'être assuré de
la vie de l'enfant, l'accouchement sera provoqué,
et les forces de la femme, encore assez considérables, lui suffiront pour supporter la perte de
sang que l'accouchement pourra occasionner et
pour la mettre à l'abri de l'inertie de l'utérus,
inertie alors toujours sous la dépendance de l'état
général de la femme. Quant aux dangers dus à
l'insertion du placenta, relativement aux moyens
qu'on emploie, ils ne sauraient entrer en ligne
de compte, et ne peuvent un seul instant être

comparés à ceux que produirait une nouvelle hémorrhagie.

Après ces idées, que nous serions heureux de voir féconder et propager par une plume plus habile que la nôtre, arrivons aux moyens de traitement pendant le travail.

Lorsque l'hémorrhagie est survenue pendant le travail ou à la fin du dernier mois, le tampon et le seigle ergoté peuvent rendre encore des services. Lorsque le col est dilaté ou dilatable et qu'il n'existe aucune des contre-indications que nous avons déjà signalées, le seigle devra être employé pour hâter la marche du travail, soit que l'accouchement puisse s'effectuer spontanément, soit que l'accoucheur intervienne d'une manière active. A son action excitante se joindra l'immense avantage, sur lequel nous ne saurions trop insister, de suspendre ou de modérer l'hémorrhagie consécutive. Dans les mêmes conditions, le tampon trouve encore d'heureuses indications, soit qu'il s'agisse de suspendre momentanément l'hémorrhagie, soit que, le col n'étant pas encore assez dilaté ou dilatable, il soit nécessaire d'attendre un moment plus opportun. Le tampon enduit de belladone, comme nous l'avons déjà recommandé, devra alors être employé et surveillé avec soin. Si, deux ou trois heures après, les douleurs d'enfantement se déclarent plus fortes, et que, par suite de ces douleurs, il s'écoule ou non du sang sur les côtés du tampon, on retire ce dernier et on examine l'état du col. Si l'orifice n'est pas assez ouvert et que l'écoulement continue de nouveau, ou bien si on a quelque raison d'en craindre le retour, on réitère de nouveau le tamponnement, et ainsi de suite jusqu'à ce que le moment favorable soit arrivé. Dans l'observation que nous avons citée et dans bien d'autres cas, le tampon a permis d'attendre et d'éviter les dangers de l'accouchement forcé ou d'une intervention intempestive.

Si ces moyens ne sont pas toujours assez puissants pour suspendre l'hémorrhagie, ou bien si sa continuation peut inspirer quelques craintes fâcheuses, il faut avoir recours à des moyens plus actifs pour arriver à une prompte et heureuse délivrance.

Rupture des membranes. — Conseillé et employé par Mauriceau [1], Dionis, Deventer [2], formant la base de la pratique de Fried, d'après Brunner [3] et Wessel [4], ce moyen était sans doute connu avant le mémoire de Puzos ; mais à lui revient, malgré les assertions de Leroux et les insinuations

[1] Chap. xxviii, T. I. p. 354, obs. 450, 459, 479, 480, 632 ; aph. 54.
[2] Pag. 191.
[3] Thèse citée.
[4] Thèse citée.

de Mme. Lachapelle, l'honneur de l'avoir érigé en méthode, ou plutôt d'en avoir fait la base d'une méthode qui porte son nom, et consiste, par opposition à l'accouchement forcé, dans une dilatation graduelle de l'orifice et la rupture des membranes à une époque assez avancée de cette dilatation, pour pratiquer l'écoulement des eaux et faciliter le retour des vaisseaux.

Dilatation graduelle et rupture des membranes, voilà la méthode de Puzos, qui, par un abus de langage, est devenue aujourd'hui synonyme de rupture de membranes, et, sous ce nouveau titre, trouve d'heureuses applications dans les cas d'hémorrhagie par insertion vicieuse du placenta.

Leroux, Gardien [1], regardent la méthode de Puzos comme contre-indiquée dans les cas d'implantation du placenta sur l'orifice ; la dilatation graduelle de cet orifice leur semble, et avec quelque apparence de raison, devoir augmenter les sources de l'hémorrhagie, alors que les faits cités par Portal [2], Baudelocque [3], Smellie [4], Mme. Lachapelle [5], Rigby, et après tous les accoucheurs modernes, MM. Stoltz, Chailly, Depaul, etc.,

[1] Ouv. cité, p. 404.
[2] Pag. 142.
[3] Pag. 425.
[4] T. II, p. 354, 362.
[5] *Op. cit.*

sont venus au contraire donner une sanction à la rupture des membranes lorsqu'il est nécessaire de terminer rapidement le travail dans les cas d'insertion vicieuse.

Lorsque le travail est peu avancé et que le placenta est inséré centre pour centre sur le col utérin, on doit, avons-nous dit, renoncer à la rupture de la poche des eaux, puisqu'on ne peut parvenir à cette poche qu'en décollant le placenta par un de ses bords, ou bien en l'attaquant par son centre, comme le veut Deventer [1], et en détruisant son tissu avec le doigt : alors on déchire des vaisseaux considérables, et une hémorrhagie d'une autre nature, mais alors nécessairement fatale au fœtus, en est le résultat inévitable. Plutôt que de déchirer le tissu, comme Rigby [2], qui raconte avoir vu la perte modifiée avantageusement dans un cas où il perfora le placenta avec le doigt, il vaudrait mieux suivre le conseil de Baudelocque [3], en donnant issue au liquide en conduisant un trocart à travers le placenta, que de trouer celui-ci avec le doigt, « ce qui, ajoute cet auteur, ne peut se faire » qu'avec peine et en en détachant une plus grande » étendue ; mais nous sommes éloigné de le pro- » poser, même avec cet instrument, tant parce que

[1] Pag. 138.
[2] Obs. 78.
[3] Pag. 128.

» son application peut avoir d'inconvénients , que
» parce que l'écoulement des eaux ne saurait être
» d'ailleurs d'aucune utilité. »

M. Gendrin [1] rejette ces manœuvres , conseillées
par les auteurs pour opérer la dilatation du col,
en arrivant sur le fœtus à travers le placenta ou
en déplaçant le corps vasculaire , comme trop diffi-
ciles, trop longues à effectuer, et toujours compromettant la vie de la femme et celle du fœtus , qui
périt soit à la suite de la désorganisation du placenta , soit par suite de la manœuvre de la version
par les pieds. Il a conseillé le procédé suivant ,
qui permet, suivant lui , de sauver presque toujours la vie de l'enfant et celle de la mère : évacuer,
au moyen d'une algalie mousse , les eaux par une
ponction pratiquée au travers du placenta appliqué
sur le col , et qui constitue un obstacle qui s'oppose à leur sortie.

Les deux observations citées par cet auteur à
l'appui de son nouveau procédé, nous donnent,
pour résultats : la première, mère et enfant sauvés ;
la seconde, mère sauvée, enfant mort. Aussi , ne
saurions-nous partager l'avis de M. Jacquemier :
« Ces observations, suffisantes pour engager le pra-
» ticien à tenter la ponction dans les cas d'insertion
» plus ou moins centrale du placenta , ne sont pas

[1] Pag. 348.

»assez nombreuses pour qu'on puisse porter un ju-
»gement définitif sur ce mode de pratique. » Nous
craignons que , malgré tous les avantages signalés
par l'auteur, la durée du travail, le décollement
du placenta opéré par la seule contraction de l'utérus , les dangers pour l'enfant d'une perforation
quelconque de l'organe nécessaire à son entretien,
la primiparité , la non-dilatabilité du col, ne soient
autant d'obstacles qui doivent faire renoncer complètement à la méthode de M. Gendrin.

La rupture des membranes ne saurait donc généralement trouver son emploi dans les cas d'insertion
centre pour centre. Les divers moyens que nous
allons indiquer et le tamponnement sont certainement bien plus préférables. Mais , dans les cas où
elle est indiquée , doit-on toujours la tenter, et ne
peut-on, dans certains cas, lui substituer avec avantage ou employer concurremment le tamponnement? Mme. Lachapelle établit que , si le travail est
peu avancé , il vaut mieux attendre et pratiquer le
tamponnement ; mais s'il est fort avancé, il faut de
préférence pratiquer l'accouchement. Dans les cas
intermédiaires, la rupture peut être conseillée si
rien ne s'oppose à son exécution.

M. P. Dubois professe que la conduite à suivre
varie selon les degrés de l'insertion. Lorsque le
placenta couvre toutes les parties de l'orifice, que
les membranes sont décollées ou qu'on ne pourra

arriver jusqu'à elles qu'en décollant des points de
la circonférence du placenta encore adhérents, on
doit avoir recours au tampon ; mais lorsque le placenta ne répond à l'orifice que par un de ses bords,
et surtout lorsqu'il est seulement inséré sur un
des points de cet orifice, la rupture artificielle
des membranes doit être employée, puisque, après
l'écoulement des eaux, la tête viendra mettre un
obstacle.

Nous nous rangeons volontiers à la pratique de
M. P. Dubois, et croyons, avec M. Cazeaux, que ce
sont deux moyens destinés à se suppléer, s'entr'-
aider. Lorsque le travail est imminent ou déjà
commencé, que la dilatation est nulle ou peu
avancée, le tampon pourra retarder le moment,
le provoquer dans d'autres circonstances, et dans
tous les cas, en préparant les voies, donner le temps
à l'orifice de se dilater graduellement. La rupture
viendra alors terminer ce que le tampon avait déjà
commencé et déterminer l'expulsion du fœtus.
Enfin, le tampon reste le meilleur moyen dans
les cas d'insertion centrale jusqu'à complète dilatation du col, et dans les présentations vicieuses
jusqu'au moment où la version pourra être tentée.

La rupture de la poche, à part la coopération
du tampon, n'exclut pas l'emploi des excitants
propres à solliciter la contraction ; elle les indique
au contraire. Des frictions abdominales devront

être pratiquées ; le doigt, introduit sur le col avant
d'opérer la rupture, agacera, irritera cette partie,
et il sera prudent, dès que cet orifice sera ramolli
et offrira peu de résistance, d'administrer quelques
doses de seigle ergoté.

Version. — L'accoucheur appelé auprès d'une
femme en travail, en proie à une hémorrhagie
violente, et après avoir obtenu, soit naturellement, soit par ses efforts, la dilatation du col,
doit opérer l'accouchement artificiel par la version ou par le forceps. Chacun de ces moyens a
ses indications propres, et l'un ne peut toujours
suppléer l'autre. Et d'abord, pour la version, cette
opération est indiquée : 1° toutes les fois que l'insertion du placenta est centrale et que ce corps
recouvre l'orifice, soit en entier, soit en grande
partie ; 2° lorsque l'insertion anormale est com-
pliquée de position vicieuse ou transversale du
fœtus, de procidence du cordon ombilical, comme
Mauriceau, Smellie, Mme. Lachapelle en ont cité
des exemples ; 3° la tête encore mobile au-dessus
du détroit supérieur : la version céphalique, conseillée par Flamant, exécutée une fois avec succès
par M. Stoltz, ne ferait que compliquer les difficultés déjà trop grandes, et permettrait à la perte
de prendre des caractères de gravité plus marqués.

Pour entreprendre avec sûreté l'opération de la

version, il faut généralement que le travail ait
commencé, que le col soit assez dilaté (2 pouces
au moins) ou assez dilatable pour laisser passer
non-seulement la main, mais encore le tronc et la
tête du fœtus. Il vaudrait mieux, dans le cas où
ces circonstances n'existeraient point, pratiquer le
tamponnement et attendre une dilatation ou une
dilatabilité plus complète, que de suivre la pratique des anciens, et en voulant forcer l'orifice,
opérer la déchirure des bords de cet anneau, la
lacération des vaisseaux, et produire une nouvelle
hémorrhagie d'autant plus difficile à calmer, que
le col utérin n'est pas susceptible lui-même de
grandes contractions.

Mais dans les cas où le tampon ne peut s'opposer
à l'irruption du sang, et dans lesquels ce liquide,
après avoir imbibé les tissus dont l'obstacle est
formé, s'infiltre au-dehors et ne met pas les jours
de la femme en toute sûreté, il ne faut point hésiter
et pratiquer l'accouchement forcé, non point d'a-
près la méthode de L. Bourgeois, quoique d'après
sa remarque l'orifice soit très-dilaté après les
pertes de sang, mais suivant la méthode de
Puzos.

On procèdera ainsi à la dilatation par l'introduction d'un et successivement de tous les doigts,
qu'on écarte ensuite lentement et graduellement
l'un de l'autre, en ayant soin de ménager autant

qu'il est possible le gâteau placentaire, et on se dirigera ensuite d'après les rapports plus ou moins complets du délivre avec cet orifice.

Portal [1], sans égard pour l'insertion plus ou moins complète du placenta, introduit les doigts dans le col, dilate cet orifice; puis, se dirigeant de droite à gauche selon la main qu'il a employée, va à la recherche de la partie membraneuse de l'œuf qu'il perfore, et puis amène les pieds à la vulve. Cette méthode, qui ne peut être sans inconvénients malgré l'approbation de M. Velpeau, peut être utile dans quelques cas; mais ordinairement il est utile de se rendre compte des degrés d'insertion pour agir en conséquence.

1° Si l'insertion est partielle, on écarte la partie qui se présente, en évitant un décollement plus grand, et on la fixe contre la paroi interne de l'utérus, de telle sorte qu'elle ne puisse gêner en rien l'extraction.

2° Si l'insertion est complète, le placenta peut être encore adhérent par toute sa circonférence, décollé sur un point de son pourtour ou bien décollé en totalité.

Dans le premier cas, le placenta adhérent par toute sa circonférence, deux procédés sont indiqués : ou bien on le perfore au centre, ou bien on

---

[1] *Op. cit.*, obs. 59.

le décolle par son bord. La première pratique, signalée par Guillemeau [1] quand il dit que l'accoucheur doit percer le délivre s'il ne peut le détourner, conseillée par Peu [2], fortement vantée par Deventer [3], a été adoptée depuis par Maygrier [4] comme le moyen le plus sûr, et renouvelée de nos jours par MM. Halma-Grand [5], Loewenhard de Prenzlau, le docteur Ensmann [6]. Le doigt indicateur, enfoncé dans la substance du placenta, dilate graduellement l'ouverture par l'introduction successive des autres doigts jusqu'à ce que la main soit parvenue tout entière dans la matrice, et c'est par cette voie que l'on extrait ensuite le fœtus.

Ce procédé a de graves inconvénients, surtout lorsque le placenta couvre centre pour centre l'orifice utérin ; la grande épaisseur de cette masse, spongieuse dans son milieu, rend l'opération difficile et fait perdre beaucoup de temps. Rigby [7], qui le conseille en général, le regarde comme impraticable dans le cas dont il s'agit.

Mais, outre cet accident que l'on ne saurait prévoir d'avance, on ne saurait, dans ces cas,

[1] P. 320.
[2] Ouvr. cit., obs. 51, p. 233.
[3] P. 181.
[4] Science et art des accouchements, p. 20.
[5] Bullet. de thérap., T. I.
[6] Journ. de chir., T. III.
[7] Ouvr. cit., p. 46.

accepter les assurances de Maygrier, du docteur
Ensmann et de M. Halma-Grand, qui apporte à
l'appui de son opinion une observation peu con-
cluante, puisque à côté du salut de la mère nous
trouvons la mort de l'enfant : résultat inévitable
et qui n'étonne point si l'on réfléchit que ce moyen,
tout en augmentant singulièrement la violence de
l'hémorrhagie par la déchirure du placenta et des
vaisseaux utéro-placentaires, compromet toujours
la vie du fœtus, soit par la déchirure des vaisseaux
ombilicaux, soit par la difficulté et la longueur de
l'extraction. Baudelocque[1] remarque en outre que
l'enfant, obligé de descendre à travers le placenta,
ne manquera guère de l'entraîner avec les épaules,
ce qui augmentera les difficultés en ajoutant le
volume de cette masse à celui des épaules mêmes,
et rendra l'extraction plus difficile.

Rejetant cette méthode d'une manière absolue,
quoique Levret[2] l'ait employée avec avantage et
que Smellie[3], après avoir cherché en vain de décoller le placenta, ait pu dans un cas le perforer
avec succès, nous établirons qu'il faut alors pénétrer dans la cavité utérine en décollant le placenta
par son bord. Ce décollement sera opéré sur le
point de la circonférence le moins adhérent, et

[1] *Loc. cit.*, p. 426.
[2] Art des accouch., T. II, p. 197.
[3] *Loc. cit.*, T. II, p. 167.

après avoir soulevé l'organe vasculaire avec ménagement, on arrive aux membranes dont on opère la rupture. Les auteurs varient d'opinion sur le lieu où cette rupture doit être pratiquée : selon les uns, il faut les perforer avec le doigt en pénétrant dans l'intérieur de la cavité utérine; selon les autres, au moment où la main a saisi les pieds du fœtus. Ce dernier procédé, dont il est déjà fait mention dans Peu[1], blâmé à tort par Mauriceau[2], remis en vigueur par Smellie et les accoucheurs modernes, quoique plus difficile dans son application, présente des avantages réels. L'intégrité de la poche permet de mouvoir plus facilement le fœtus dans l'intérieur, et par suite de rendre cette opération moins dangereuse pour lui et moins douloureuse pour la mère.

La version opérée d'après les procédés connus, la conduite des accoucheurs varie encore. Les anciens considéraient la déplétion de la matrice comme le seul moyen d'arrêter définitivement la perte, et opéraient l'extraction du fœtus le plus rapidement possible. Les accès convulsifs, les lipothymies signalées par Smellie comme le résultat de la cessation subite de la compression exercée par l'utérus sur les gros vaisseaux, l'inertie de l'utérus et l'hémorrhagie qui en est la suite,

[1] *Loc. cit.*, p. 277.
[2] *Loc. cit.*, p. 134.

l'entraînement de l'orifice du col dans les cas où sa dilatation n'est point complète par la tête ou les fesses jusqu'à la vulve, comme Mme. Lachapelle[1] et Dugès[2] en ont cité des exemples, ont fait adopter une autre manière de procéder.

Deleurye[3], après avoir extrait seulement l'enfant jusqu'à la poitrine, abandonne le reste à la nature. Leroux[4] et Mme. Lachapelle[5] veulent seulement qu'on engage le fœtus, et qu'on attende ensuite l'entière expulsion des efforts naturels. « Arrivé à ce point, je laisse la nature agir pres- »que seule; je ne fais que la seconder, et en diri- »geant convenablement le fœtus, je donne à l'uté- »rus le temps de reprendre ses forces, à l'orifice »le temps de se dilater. Je fais en un quart d'heure »ou une demi-heure même une opération qui d'or- »dinaire ne me demande que quelques minutes ou »quelques fractions de minute, et j'obtiens ainsi »une déchirure suffisante pour que la tête n'é- »prouve à son passage aucune difficulté, le cou de »l'enfant aucune constriction. »

Cette pratique, certainement très-avantageuse pour la mère, et qui lui donne le temps de re-

---

[1] *Loc. cit.*, T. I, p. 345.
[2] *Loc. cit.*, T. I, p. 369.
[3] Traité des accouch., 1779, p. 267.
[4] P. 98.
[5] *Loc. cit.*

prendre des forces pour expulser naturellement le produit de la conception, est extrêmement dangereuse pour ce dernier. A la privation plus ou moins complète de matériaux de nutrition qu'il recevait par l'intermédiaire du placenta, vient se joindre la compression du cordon ombilical, et, toute communication cessant entre lui et la mère, il ne peut continuer à vivre.

Aussi croyons-nous avec Gardien[1] qu'on ne saurait exclusivement suivre l'une ou l'autre méthode, mais qu'il faut emprunter à chacune ce qu'elle a de favorable pour ménager à la fois la vie de la mère et du fœtus. Sans abandonner entièrement l'expulsion à la nature, il faut ramener les contractions utérines par des frictions sur l'abdomen et l'emploi du seigle ergoté, seconder ces mêmes contractions en dirigeant convenablement le fœtus, et aider son mouvement de rotation en faisant de légères tractions ; enfin, dès que la tête sera engagée, joindre ses efforts à ceux de la mère et déterminer immédiatement la sortie du fœtus : de cette manière on écarte autant qu'on le peut les dangers qui menacent soit la mère, soit son fruit, et l'accouchement se termine le plus souvent et le plus heureusement possible pour l'un et pour l'autre.

[1] P. 431.

3° Le placenta, avons-nous dit, peut être décollé dans un point de son pourtour; c'est là qu'il faut faire pénétrer la main pour arriver jusqu'aux membranes. Il faudrait, au contraire, le refouler sur le côté comme dans les cas d'insertions partielles, s'il était complètement détaché, à moins qu'il ne fasse saillie dans le vagin ou n'y soit même tout entier; alors il faudrait en opérer l'extraction, comme l'ont fait Guillemeau[1], Deventer[2], Mauriceau[3], Smellie[4] et une foule d'autres accoucheurs. Sa présence dans le vagin n'étant plus d'aucune utilité et au contraire quelquefois gênant pour la version, toute communication entre le fœtus et la mère se trouvant interrompue, il faudrait se hâter de terminer l'accouchement pour sauver la vie de l'enfant, et bien que la sortie prématurée du placenta ait été regardée comme un signe pathognomonique de la mort de ce dernier, il existe dans la science des faits authentiques qui prouvent qu'après la séparation des dernières portions du placenta, il s'écoule encore un certain laps de temps pendant lequel on peut espérer d'amener au monde un enfant vivant. L'intervention active de l'accoucheur sera ici de toute nécessité,

[1] P. 169.
[2] P. 339.
[3] T. I, p. 332.
[4] T. II, p. 336.

et il ne perdra point un temps précieux , après
avoir extrait le délivre , à lier le cordon ombilical ,
ou à imiter la pratique recommandée et mise en
exécution par Portal [1], qui consistait à placer l'arrière-faix sorti dans un poëlon rempli de vin
chaud , dans l'espoir que la vapeur de ce vin , se
portant par les vaisseaux ombilicaux jusqu'au
ventre du fœtus , lui donnerait de la vigueur.

Rapprochons maintenant de ces faits d'extraction
du placenta , alors qu'il est détaché dans sa totalité,
la nouvelle méthode conseillée dans le traitement
des insertions vicieuses par un des accoucheurs les
plus distingués de la Grande-Bretagne , le professeur Simpson. Se fondant sur les relevés que
nous avons déjà signalés à propos du pronostic ,
M. Simpson , généralisant une pratique déjà préconisée avant lui par Th. Radlfort, a cru pouvoir
proposer le décollement complet et l'arrachement
du placenta , dans les cas où une insertion vicieuse
sur le col a produit une perte sérieusement compromettante pour la vie de la mère.

Partant de ces deux principes : 1° que la compression exercée par la tête de l'enfant sur les
vaisseaux peut seule mettre à l'abri de nouvelles
hémorrhagies; 2° que l'expulsion prématurée du
placenta , dans 40 cas recueillis par lui dans les

[1] Obs. 51, p. 233.

divers auteurs, s'était arrêtée par la compression
que nous venons d'indiquer, mais toujours après
le triste résultat de la mort de l'enfant ; le docteur
Radlfort avait émis l'idée d'imiter la nature en
décollant prématurément le placenta et en sollicitant les contractions au moyen du galvanisme.
Il était arrivé à formuler six propositions [1], qui
nous ont paru, à cause de leur intérêt pratique,
devoir être entièrement rapportées :

1° L'accouchement ni même le détachement du
placenta ne doivent jamais être tentés avant que
l'orifice ne soit assez dilaté pour permettre sans
danger l'introduction de la main. Le repos, l'application du froid, le tamponnement sont des
moyens alors à employer.

2° S'il y a des signes non équivoques de la
mort du fœtus, il faut détacher complètement le
placenta et rompre les membranes ; abandonner
ensuite le travail à la nature, si les contractions
sont suffisantes ; sinon, employer les stimulants
ordinaires et puis le galvanisme.

3° Si le placenta se présente dans un cas de
rétrécissement de bassin, l'extraire, puis perforer
le crâne et extraire la tête avec le crochet.

4° Si l'orifice est en partie assez dilaté ou dilatable pour permettre l'introduction de la main, il

---

[1] *London and provincial medic. journal*, janvier 1844.

faut détacher complètement le placenta, si les membranes sont rompues et les contractions énergiques.

5° S'il y a un épuisement produit par une hémorrhagie dépendant d'insertion centrale, il faut perforer le placenta au centre (canule et trocart), faire écouler le liquide amniotique, détacher complètement le placenta et employer le galvanisme.

6° S'il y a insertion partielle, rupture de la poche des eaux, et puis s'il survient une hémorrhagie, employer le galvanisme.

Par ces six propositions, dont deux expriment des faits déjà admis, le docteur Radlfort préconise l'arrachement du placenta lorsque l'enfant est mort, le bassin rétréci ou la version trop difficile ; le galvanisme lui paraît alors le plus sûr moyen d'arrêter l'hémorrhagie consécutive à un décollement artificiel.

Partant d'une autre théorie, M. Simpson va poser en principe que, d'après le raisonnement et les faits, l'hémorrhagie utérine est bien moins grave pour la mère lorsque le décollement est complet que lorsqu'il n'est que partiel. Les faits, nous les avons déjà cités, tendraient à prouver que l'auteur partage complètement les maximes de son pays : sacrifier l'enfant quand un danger imminent pour la mère peut être conjuré par la mort. Son raisonnement et sa théorie sont fondés sur la

nature de l'hémorrhagie, qui ne dépend point selon
lui des vaisseaux utéro-placentaires ou maternels,
comme nous l'avions prétendu sans doute à tort,
mais de la déchirure de l'organe et des vaisseaux
du placenta lui-même. Il en résulte qu'à chaque
hémorrhagie, une partie de l'organe s'oblitère et
empêche l'abord ultérieur du sang maternel du côté
détaché, de manière qu'à mesure que la séparation
du placenta devient plus complète, le nombre des
vaisseaux qui devaient y apporter le sang diminue
graduellement, jusqu'à ce que, cette séparation
étant enfin achevée, la perte s'arrête totalement.
Le retour de l'hémorrhagie est, en outre, favorisé
par les caillots ou l'obstruction de la partie décollée,
qui jouent le rôle de corps étrangers. Partant de
ces données, M. Simpson préconise dans tous les
cas graves l'emploi de sa méthode, dont il a cru
cependant devoir restreindre l'application aux conditions suivantes :

1° Lorsque la perte a résisté aux principaux
moyens, et en particulier à l'évacuation des eaux
de l'amnios ;

2° Lorsque le peu de dilatation ou de développement du col (primiparité, travail prématuré),
le retour de l'utérus sur lui-même après l'évacuation des eaux, le rétrécissement du bassin rendent
la version ou toute autre délivrance artificielle
dangereuse ou impossible ;

3° Lorsque la mort ou la non-maturité du fœtus n'impose d'autres devoirs à l'accoucheur que de veiller au salut de la mère.

C'est donc surtout chez les primipares, dans le cas de travail prématuré, de rigidité du col, de contraction de cet organe ou de l'utérus, de rétrécissement organique du bassin ou des organes de la génération, de mort et de non-viabilité du fœtus, et enfin d'épuisement extrême de la mère, que le décollement artificiel peut être pratiqué. Il est bien évident, ajoute l'auteur que nous citons, que, dans les cas de décollement ou d'extraction du placenta ; l'extraction du fœtus doit être pratiquée immédiatement, à moins que l'hémorrhagie ne se suspende ; ce qui, du reste, a lieu dans l'immense majorité des cas (44 fois elle s'est supprimée entièrement, 19 fois elle a été nulle ou très-légère, dans 7 cas seulement elle est restée très-abondante).

Sans nous arrêter à combattre avec MM. Lee, Ashwell[1], l'opinion erronée de M. Simpson sur l'hémorrhagie placentaire, nous devons dire que nous ne saurions partager sa quiétude au sujet de l'hémorrhagie consécutive à l'extraction du placenta, quelle que soit la valeur de la statistique qu'il a pu recueillir, et que, dans tous les cas de ce

---

[1] Gaz. méd. de Paris, 1845.

genre, la vie du fœtus est sinon fâcheusement compromise, du moins toujours fatalement atteinte.
Nous croyons donc, avec M. Cazeaux, que si après
l'évacuation du liquide amniotique la perte persiste et si la non-dilatabilité du col ne permet point
l'introduction de la main, l'application du tampon
laisse encore des chances de sauver la mère et l'enfant. Nous pensons encore, avec le même auteur,
que, lorsqu'un obstacle dépendant du col, du
bassin ou de toute autre partie s'oppose à la terminaison du travail, le tampon peut être employé
avec avantage jusqu'à ce que la dilatation du col
rende possible l'intervention de l'art. Car en quoi
l'extraction du placenta rendrait-elle plus facile
l'extraction du fœtus, que M. Simpson conseille
immédiatement après? Les obstacles qui empêchaient
d'agir avant n'en existeraient pas moins après. Ce
n'est donc seulement que dans les cas de mort ou
de non-viabilité de l'enfant qu'on pourrait procéder
au décollement ou à l'extraction du placenta si
l'hémorrhagie était grave, quoique dans ces cas le
décollement partiel du placenta et l'extraction immédiate de l'enfant puissent donner les mêmes
résultats.

Enfin, comme dernière objection à la méthode
de M. Simpson, c'est que sous le nom de présentation placentaire, *placenta prœviam*, il faut remarquer qu'il a rassemblé divers genres de cas

( placenta adhérent dans la totalité , par tel ou tel point de la circonférence, mais faisant chute dans le vagin), fournissant chacun une terminaison et des indications particulières, nullement susceptibles des manœuvres auxquelles ils sont condamnés par cette méthode.

L'extraction ou l'arrachement ne sauraient donc être pratiqués que lorsque le placenta est réellement engagé dans l'orifice , et ne sauraient convenir aux cas d'insertion partielle, par exemple, lorsque la partie détachée vient tomber dans l'orifice ou dans le vagin. Dans ce cas , la nouvelle méthode amènerait inévitablement la mort du fœtus, alors que le refoulement sur un côté permet de sauver et la mère et l'enfant.

Quant au procédé à employer pour arriver au décollement et à l'insertion , M. Simpson garde un profond silence. Nous voudrions pouvoir l'imiter au sujet d'une autre pratique récemment publiée par le docteur Bunsen [1] de Francfort, et qui trouverait son application dans le traitement de l'hémorrhagie par implantation pendant la grossesse : je veux parler de l'avulsion partielle du placenta comme moyen d'empêcher l'avortement. Dans le cas où une portion de la circonférence de l'organe vasculaire passe à travers le col, cet auteur conseille

[1] *Neue Zeitchrift fur Gebursthunde.* 3e cahier, 6e volume.

d'arracher aussi ras que possible la portion flottante
du placenta, de préférence au tamponnement employé dans ces circonstances, et d'arracher de nouveau la partie séparée si une nouvelle partie tendait
à s'échapper par le col. Divers arrachements opérés
de cette manière entre le troisième ou le quatrième
mois, au cinquième, au huitième, lui ont toujours
permis de faire cesser la perte et de laisser la gestation continuer son cours.

Nous n'avons pas su que le procédé de M. Bunsen ait été employé en France; l'occasion de le
mettre en pratique doit se présenter rarement, et,
malgré l'autorité de l'auteur, je préférerais le tamponnement.

FORCEPS. — Après cette longue digression en
faveur des procédés nouveaux, revenons aux indications du forceps dans les cas d'hémorrhagies
par insertion vicieuse.

1° Lorsque la tête du fœtus est descendue et a
franchi l'orifice utérin, toute manœuvre pour repousser l'enfant, tout retard serait, sinon inutile,
du moins très-dangereux, et l'application du forceps devient le seul moyen de délivrer la femme;

2° La tête, en franchissant l'orifice, détache
complètement le placenta et l'entraîne avec elle:
le même moyen permet encore d'intervenir d'une
manière salutaire;

3° Les eaux sont écoulées depuis long-temps,
la matrice est fortement contractée sur le fœtus,
l'orifice suffisamment dilaté. Si la tête, quoique
fixée, ne comprimait pas suffisamment la portion
détachée du placenta et que l'hémorrhagie continuât, le forceps doit être préféré à la version, qui
serait encore difficile et pénible.

Malgré les avantages reconnus par tous les accoucheurs d'amener le fœtus par la tête plutôt que
par le siège, cette dernière présentation est la plus
praticable, et c'est toujours la version, de préférence au forceps, qu'on emploie dans les cas d'hémorrhagie, c'est-à-dire dans ceux où, le travail
étant peu avancé et la tête encore mobile, on
a hâte de terminer le travail et de suspendre
les dangers dus à l'hémorrhagie. Mme. Lachapelle
n'a eu occasion, dans une pratique de 17 ans,
de faire usage de cet instrument qu'une seule fois,
tandis que la version a été employée par elle 22 fois
dans les cas d'insertions anormales vicieuses de
l'arrière-faix qu'elle a observées.

Ici se termine l'énumération des moyens proposés pour le traitement de l'hémorrhagie par insertion vicieuse, moyens nombreux, variés et du
choix desquels dépend l'existence des deux individus [1]. Le praticien ne devra point se laisser inti-

---

[1] Je laisse de côté et à dessein la compression de l'aorte,
comme un moyen qui, dans les cas dont je m'occupe, ne

mider par la crainte du danger ; et qu'il soit appelé au début de l'hémorrhagie ou bien à une époque où sa gravité peut inspirer les plus sérieuses inquiétudes, il ne doit point hésiter et essayer toutes les ressources fournies par l'art pour arriver à ce double but : la conservation des deux existences. Le repos, les moyens hygiéniques, la saignée, l'opium, convenant dans la première apparition de l'hémorrhagie, doivent plus tard céder la place à des moyens plus énergiques ou du moins être aidés par ces mêmes moyens. Le seigle ergoté et le tamponnement permettront souvent de prolonger une grossesse menacée dans son cours, et ce dernier entre des mains habiles est appelé à rendre des services inappréciables et peut-être trop négligés.

Mais cette confiance dans le tampon ne doit point faire perdre de vue les dangers qui peuvent résulter pour la mère ou pour son fruit d'une hémorrhagie prochaine, alors qu'on est parvenu encore une fois à suspendre celle-ci. Il faut savoir intervenir, et intervenir en provoquant l'expulsion du fœtus à une époque où la viabilité est assurée, afin de désemplir l'utérus et de préserver la mère et lui d'une mort pour ainsi dire inévitable.

saurait avoir aucune efficacité ; la transfusion, comme un moyen le plus souvent inutile, pouvant sauver momentanément une existence qui est sur le point de s'éteindre, mais ne suffisant pas pour entretenir la vie pendant long-temps.

Cette opération n'a pu être tentée... le danger est imminent : essayer encore une fois de suspendre l'hémorrhagie avec le tampon, si le sang suinte et l'hémorrhagie continue ; une main doit pénétrer dans l'intérieur du vagin, dilater rapidement le col utérin, et pratiquer soit la rupture des membranes, la tête de l'enfant se présentant et pouvant mettre fin à la perte, soit la version ou une application de forceps suivant les indications que nous avons tracées. Mais cette intervention tardive est toujours fâcheuse, toujours pénible, et, malgré tous les soins, la femme succombe pendant le travail ou la délivrance ; l'enfant n'a qu'une vie misérable et de peu de durée. Il s'agit donc de savoir intervenir, et intervenir à une époque où les forces de la femme peuvent permettre d'espérer qu'elle échappera aux accidents consécutifs.

L'accouchement opéré et le fœtus expulsé par les seules forces de la nature ou extrait par les ressources de l'art, la tâche de l'accoucheur n'est pas achevée, et il reste à opérer la délivrance.

Smellie abandonnait la délivrance à la nature ; Deventer, Mmes. Lachapelle et Boivin conseillent au contraire de l'opérer artificiellement et aussitôt après la sortie du fœtus. La conduite à tenir doit varier selon les circonstances. Si le placenta est décollé dans toute son étendue, si l'hémorrhagie a cessé, si l'utérus a de la tendance à revenir sur lui-même, il faut s'abstenir et attendre que la nature en fasse elle-même l'expulsion ; dans les cas contraires, si le placenta adhère et l'hémorrhagie continue, procéder au décollement artificiel, et, par l'introduction d'une main qui amène placenta et membranes, chercher à réveiller les contractions de l'organe et surtout celles du col.

Le placenta décollé et sorti avant l'enfant semble mettre à l'abri de tout danger. Cependant la présence des membranes restées le plus souvent dans l'utérus, pourrait donner lieu à des hémorrhagies ou à d'autres accidents consécutifs, et il est prudent, d'après le conseil de Mme. Boivin [1], d'introduire la main même après la sortie de l'arrière-faix dans l'intérieur de l'utérus, pour balayer sa cavité des caillots de sang qui pourraient y être restés.

Si la mère et l'enfant ont pu résister aux nombreux dangers dont ils étaient entourés, si les accidents malheureusement trop nombreux qui accompagnent ces terribles hémorrhagies, tels qu'une nouvelle perte consécutive au décollement du placenta, la métrite, la péritonite, ne se sont point présentés, le praticien pourra espérer de mener à bonne fin une entreprise souvent tentée au milieu des dangers les plus formidables.

---

[1] *Op. cit.*, p. 357.

Mais, pour arriver à ce beau résultat, il faut se rappeler de combien de précautions doit être entourée la femme qui vient d'accomplir le vœu de la nature, et à plus forte raison celle chez laquelle l'art a été obligé d'intervenir d'une manière plus ou moins violente. Surveiller la femme, la tenir à un régime d'abord très-sévère, la condamner au lit, et puis combattre les accidents inhérents aux fortes pertes de sang, accidents qui se présenteront sous forme de céphalalgie, accidents nerveux, etc.

Quant à l'enfant, après lui avoir prodigué les soins que réclame l'axphyxie des nouveaux-nés, il faudra le surveiller attentivement, combattre la faiblesse quelquefois inhérente aux nombreuses pertes de sang dont la mère a été l'objet pendant la grossesse, assurer sa viabilité dans le cas où il est arrivé avant terme, et justifier par toutes ces précautions les paroles du célèbre Levret : « L'excellence de l'art de l'accoucheur consiste à » sauver deux individus à la fois. »

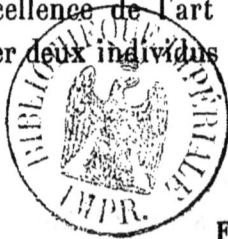

FIN.

# TABLE DES MATIÈRES.

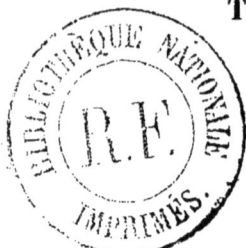

## CHAPITRE CINQUIÈME.

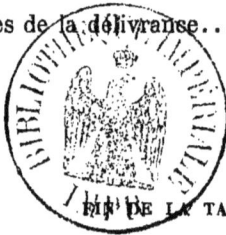